Fahmina Buriro
Shehab Afzal Beg

Resultado cosmético para lacerações faciais

Fahmina Buriro
Shehab Afzal Beg

Resultado cosmético para lacerações faciais

ScienciaScripts

Imprint

Any brand names and product names mentioned in this book are subject to trademark, brand or patent protection and are trademarks or registered trademarks of their respective holders. The use of brand names, product names, common names, trade names, product descriptions etc. even without a particular marking in this work is in no way to be construed to mean that such names may be regarded as unrestricted in respect of trademark and brand protection legislation and could thus be used by anyone.

Cover image: www.ingimage.com

This book is a translation from the original published under ISBN 978-620-2-30407-8.

Publisher:
Sciencia Scripts
is a trademark of
Dodo Books Indian Ocean Ltd. and OmniScriptum S.R.L publishing group

120 High Road, East Finchley, London, N2 9ED, United Kingdom
Str. Armeneasca 28/1, office 1, Chisinau MD-2012, Republic of Moldova, Europe
Printed at: see last page
ISBN: 978-620-7-62798-1

Resultado cosmético e tempo necessário para fechar lacerações faciais reparadas com suturas monofilamentares não absorvíveis de camada única

ECM	Extracellular matrix
PGDs	Prostaglandins
LT	Leukotrienes
TGF	Tissue growth factor
PDGF	Platelet derived growth factor
RSTL	Relaxed skin tension lines
SWC	Standard wound closure
TA	Tissue adhessives
UK	United kingdom
VSS	Vancouver Scar Scale
MSS	Manchester Scar Scale
VAS	visual analogue scale
POSAS	Patient and Observer Scar Assessment Scale
OSAS	observer scar assessment scale
PSAS	patient scar assessment system
SBSES	Stony Brook Scar Evaluation Scale

RESUMO

Os objectivos deste estudo foram determinar o resultado cosmético das lacerações faciais superficiais reparadas com suturas monofilamentares não absorvíveis de camada única e observar o tempo necessário para o encerramento e a taxa de infeção e deiscência.

Material e métodos: [thst]Este estudo prospetivo foi realizado no Departamento de Acidentes e Emergência do Liaquat National Hospital, Karachi, de 14 de maio de 2009 a 31 de janeiro de 2010, e incluiu todos os doentes com idades compreendidas entre os 18 e os 40 anos que apresentavam lesões faciais superficiais nas 24 horas seguintes ao trauma.

Resultados: Foram incluídos no estudo 70 doentes. A idade média dos pacientes foi de 27,74 anos e 58 eram homens (82,9%). O comprimento médio da laceração foi de 2,9 cm e o tempo médio de encerramento foi de 13,47 minutos. A causa mais comum foi um acidente de viação (n=48), enquanto o queixo foi o local mais comum de laceração (n=16). Um resultado satisfatório foi alcançado em 64 pacientes (91,4%). A maioria dos doentes apresentou-se no prazo de 06 horas após a lesão (n=59) e, destes, foi obtido um resultado satisfatório em 57 doentes (81,4%). Não foi observada infeção ou deiscência em nenhum dos pacientes.

Discussão:
O encerramento em camada única de pequenas lacerações faciais com suturas monofilamentares não absorvíveis conduz a resultados cosméticos satisfatórios. O resultado cosmético melhorou quando a ferida foi suturada no prazo de 6 horas após a lesão, mas não há efeito do tempo na taxa de infeção e deiscência.

INTRODUÇÃO/ANTECEDENTES

As lacerações faciais são uma das lesões mais comuns tratadas no serviço de urgência. [1,2,79]Todas as feridas faciais devem ser tratadas em menos de 24 horas para reduzir o risco de infeção e obter o melhor resultado cosmético. Embora vários factores determinem o resultado cosmético da cicatriz facial, como a localização, a incisão paralela às linhas de tensão relaxada da pele, etc., existem vários métodos de encerramento da ferida, incluindo pensos com tiras esterilizadas, suturas, adesivos ou agrafos, mas o encerramento com suturas é, de longe, a técnica mais popular. [3,4]Podem ser utilizadas suturas não absorvíveis de monofilamento 6.0 ou suturas absorvíveis de Vicryl (poliglactina) 5-0 para a técnica interrompida ou intracutânea.[5] Uma vez que a colocação da camada dérmica profunda não só é tecnicamente exigente, como também consome mais tempo (diferença média de 7 minutos, p-valor 0,007), muitos médicos de urgência não efectuam por rotina o encerramento de lacerações faciais com várias camadas.[6] Vários estudos compararam diferentes métodos de tratamento das lacerações faciais, com resultados cosméticos semelhantes na maioria dos casos. [9,10,11,12] Alguns estudos demonstraram que as suturas monofilamentares estão associadas a um menor risco de infeção em comparação com as suturas polifilamentares. [7]Num estudo que comparou suturas individuais

[6]em comparação com o encerramento de dupla camada, revelou uma taxa de infeção e de deiscência de 0,00 em ambos os grupos (pvalue 1,00). [10]Outro estudo que comparou suturas absorvíveis e não absorvíveis revelou uma taxa de infeção de 7% no grupo absorvível e nenhuma infeção no grupo não absorvível, enquanto a taxa de deiscência foi de 0,00 em ambos os grupos. Embora o encerramento de camada única seja um método simples, mais barato e menos moroso, com um resultado cosmético semelhante (diferença média de 1,0 com um valor de p de 0,73 na escala visual analógica)[6] mas, embora existam dados internacionais, ainda não há nenhum estudo local. Como profissionais, os cirurgiões plásticos esforçam-se por obter o melhor resultado cosmético possível quando reparam lacerações faciais. Infelizmente, se o resultado não for ótimo, o doente pode ficar com uma cicatriz que parece uma marca registada. Existem vários métodos para avaliar a qualidade da cicatriz e o formulário de avaliação de cicatrizes de Manchester descrito por Beausang et al. é uma ferramenta adequada para avaliar cicatrizes lineares.[8]
Nos serviços de urgência, onde são tratados muitos doentes com lacerações faciais, este estudo pode ajudar a alcançar o resultado cosmético desejado com um encerramento de camada única em menos tempo, e também poderemos reportar a taxa de infeção e deiscência para comparação com estudos internacionais.

ANATOMIA DO ROSTO:

DESENVOLVIMENTO DO ROSTO:
No início do desenvolvimento, a face do embrião é representada por uma área delimitada cranialmente pela placa neural, caudalmente pelo pericárdio e lateralmente pelo processo mandibular do primeiro arco faríngeo de cada lado. No centro desta zona encontra-se uma depressão no ectoderma, denominada estomodeu. Na base desta depressão encontra-se a membrana bucofaríngea. Na quarta semana, a membrana bucofaríngea rompe-se e o estomodeu fica ligado ao intestino anterior.
O desenvolvimento posterior da face depende da reunião e fusão de vários processos importantes, nomeadamente o processo frontonasal, os processos maxilares e os processos mandibulares. O processo frontonasal começa como uma proliferação do mesênquima na superfície ventral do cérebro em desenvolvimento e cresce em direção ao estomodeu. Enquanto isso, o processo maxilar cresce a partir da extremidade superior de cada primeiro arco e se estende medialmente, formando a borda inferior da órbita em desenvolvimento. Os processos mandibulares dos primeiros arcos aproximam-se agora um do outro na linha média, abaixo do trato gastrointestinal, e fundem-se para formar a mandíbula e o lábio inferior.
As fossas olfactivas aparecem como depressões no bordo inferior do processo frontonasal que avança e dividem-no num processo nasal medial e em dois processos nasais laterais. No curso posterior do desenvolvimento, os processos maxilares crescem medialmente e se fundem com os processos nasais laterais e o processo nasal médio. O processo nasal médio forma o filtro do lábio superior e a pré-maxila. As apófises maxilares estendem-se medialmente, formando a maxila e a bochecha, e finalmente se fundem com a maxila na linha média. Os vários processos que finalmente formam a face unem-se no segundo mês.
O lábio superior é formado pelo crescimento medial das apófises maxilares do primeiro arco faríngeo de cada lado. Finalmente, os processos maxilares encontram-se na linha média e fundem-se entre si e com o processo nasal medial. Assim, as partes laterais do lábio superior são formadas a partir dos processos maxilares e a parte média, o filtro, a partir do processo nasal medial, com a contribuição dos processos maxilares.
O lábio inferior é formado a partir do processo mandibular do primeiro arco faríngeo de cada lado. Estes processos crescem medialmente abaixo do estomodeu e fundem-se na linha média para formar todo o lábio inferior.
Cada lábio separa-se da sua respectiva gengiva pelo aparecimento de um espessamento linear do ectoderma, a lâmina labiogengival, que cresce para o mesênquima subjacente e mais tarde degenera. Forma-se um sulco profundo entre os lábios e as gengivas. Uma pequena área de lâmina labiogengival permanece na linha média, ligando cada lábio à gengiva e formando o frênulo. Inicialmente, a boca tem uma abertura larga, que mais tarde se alarga para 13
devido à fusão dos lábios nos cantos laterais. [13]

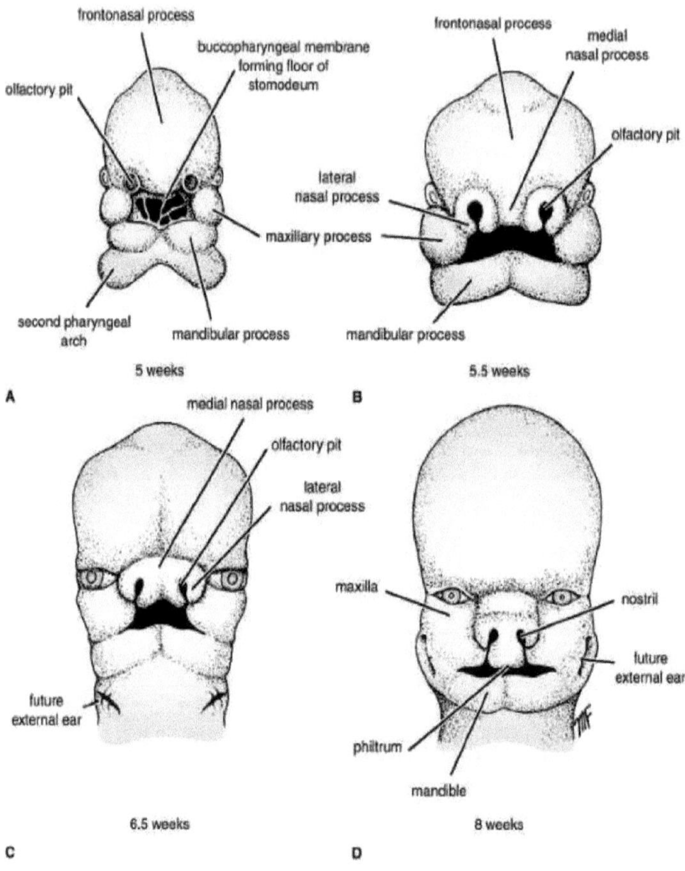

Figura 1: Desenvolvimento do rosto

DA PELE DO ROSTO:

A pele humana é o maior órgão do corpo e desempenha numerosas funções, como a proteção contra as infecções e a evaporação, a termorregulação, a excreção, o armazenamento, o metabolismo, a absorção, a sensação, a vigilância imunitária e a imagem corporal. A pele está dividida em três camadas anatómicas: a epiderme, a derme e as camadas subcutâneas (hipoderme). A epiderme é a camada mais superior da pele, constituída por epitélio escamoso estratificado. A derme é a segunda camada da pele e contém vasos sanguíneos e linfáticos, nervos e terminações nervosas, glândulas e, exceto no caso da pele calva, folículos pilosos. A camada subcutânea é a camada mais interna e é constituída principalmente por uma camada irregular de tecido conjuntivo.

A pele do rosto tem numerosas glândulas sudoríparas e sebáceas. Está ligada aos ossos subjacentes por tecido conjuntivo frouxo, no qual estão inseridos os músculos da expressão facial. Não existem fáscias profundas na face.

As linhas de tensão da pele relaxada ou linhas de Langer correm perpendicularmente às linhas de tensão dos músculos subjacentes e são reforçadas pela atividade muscular. Foram demonstradas em 1851 por Langer, que perfurou a pele de cadáveres com um punção redondo para criar feridas elípticas através da tensão natural da pele. As cicatrizes no rosto são menos perceptíveis quando seguem linhas relaxadas de tensão da pele, .[13,14]

CUIDADOS SENSORIAIS DO ROSTO: .[13]

A pele facial é irrigada por três ramos do nervo trigémeo, com exceção de uma pequena área sobre o ângulo do maxilar inferior e a glândula parótida, que é irrigada pelo nervo auricular. A sobreposição das três secções do nervo trigémeo é pequena em comparação com a considerável sobreposição dos dermátomos do tronco e dos membros. O nervo oftálmico supre a região que se desenvolve a partir do processo frontal; o nervo maxilar supre a região que se desenvolve a partir do processo maxilar do primeiro arco faríngeo; e o nervo mandibular supre a região que se desenvolve a partir do processo mandibular do primeiro arco faríngeo. Estes nervos não só irrigam a pele facial, como também fornecem fibras propriocetivas aos músculos subjacentes da expressão facial. Também fornecem nervos sensoriais para a boca, os dentes, as cavidades nasais e os seios paranasais.

Nervo oftálmico:

O nervo oftálmico supre a pele da testa, a pálpebra superior, a conjuntiva e as narinas até à ponta do nariz, inclusive. Cinco ramos do nervo penetram na pele.

- O nervo lacrimal irriga a pele e a conjuntiva da parte lateral da pálpebra superior.

- O nervo supraorbital passa ao longo da borda superior da órbita na incisura supraorbital. Divide-se em ramos que irrigam a pele e

  Conjuntiva na parte média da pálpebra superior; também alimenta a pele

  a testa.

- O nervo supratroclear passa ao longo da borda superior da órbita ocular medialmente ao nervo supraorbital. Divide-se em ramos que irrigam a pele e a conjuntiva na parte medial da pálpebra superior e a pele na parte inferior da testa perto do plano mediano.

- O nervo infratroclear deixa a órbita abaixo da polia do músculo oblíquo superior. Alimenta a pele e a conjuntiva na parte medial da pálpebra superior e na parte vizinha das narinas.

- O nervo nasal externo deixa o nariz ao sair entre o osso nasal e a cartilagem nasal superior. Abastece a pele do lado do nariz até à ponta.

Nervo maxilar:
O nervo maxilar supre a pele na parte posterior da face nasal, a pálpebra inferior, a bochecha, o lábio superior e o lado lateral da abertura orbital. Três ramos do nervo correm para a pele.

- O nervo infra-orbital é uma continuação direta do nervo maxilar. Entra na órbita e aparece na face através do nervo infraorbitário
  Forame. Divide-se imediatamente em numerosos pequenos ramos, que

  irradiam do forame e irrigam a pele da pálpebra inferior

  e as bochechas, as narinas e o lábio superior.

- O nervo zigomático-facial entra na face através de um pequeno forame no lado lateral do osso zigomático. Ele supre a pele sobre a projeção da bochecha.

- O nervo zigomaticotemporal emerge na fossa temporal através de um pequeno forame na superfície posterior do osso zigomático. Ele supre a pele acima da têmpora.

Nervo mandibular:
O nervo mandibular supre a pele do lábio inferior, a parte inferior da face, a região temporal e parte do pavilhão auricular. Em seguida, dirige-se para cima, para o lado do couro cabeludo. Três ramos do nervo penetram na pele.

- O nervo mental emerge do forame mental do maxilar inferior e alimenta a pele do lábio inferior e do queixo.

- O nervo bucal emerge abaixo do bordo anterior do músculo mastigatório e alimenta a pele numa pequena área da bochecha.

- O nervo auriculotemporal origina-se no bordo superior da glândula parótida, entre os vasos temporais superficiais e o pavilhão auricular. É responsável pela irrigação da pele do pavilhão auricular, do canal auditivo externo, da superfície externa do tímpano e da pele do couro cabeludo acima do pavilhão auricular.

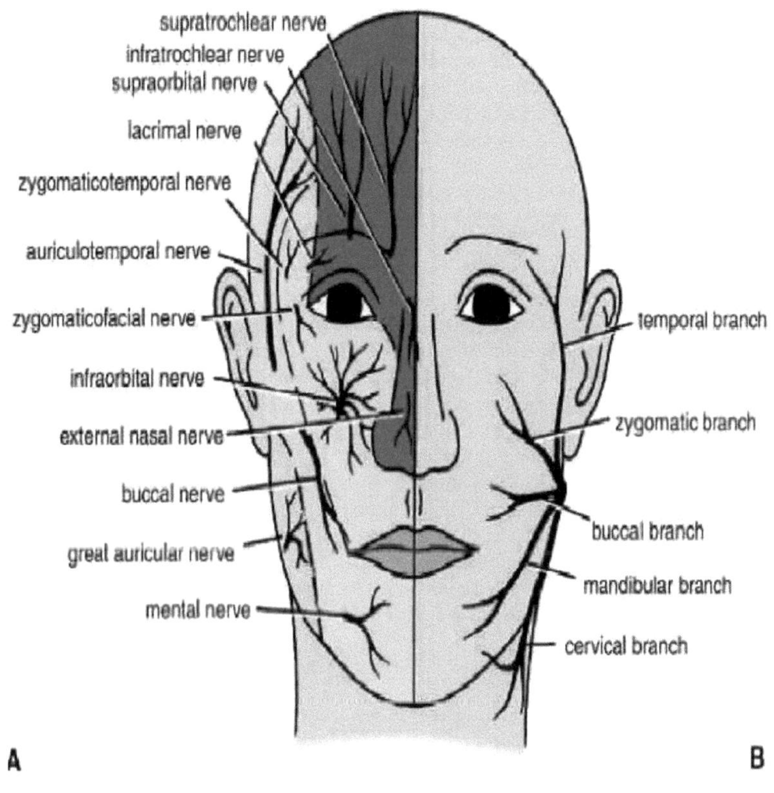

Figura 2: Cuidados sensoriais do rosto

FORNECIMENTO DE SANGUE AO ROSTO:
FORNECIMENTO ARTERIAL:
A face é irrigada principalmente pela artéria facial e pela artéria temporal superficial, que são complementadas por várias pequenas artérias que acompanham os nervos sensoriais da face. A artéria facial origina-se da artéria carótida externa. Depois de se curvar para cima e sobre a glândula salivar submandibular, corre ao longo do bordo inferior do corpo mandibular no bordo anterior do músculo masseter. O pulso pode ser facilmente sentido aqui. O pulso segue um curso sinuoso para cima até ao canto da boca e é coberto pelos músculos platisma e risório. Em seguida, sobe profundamente até aos músculos zigomáticos e ao músculo elevador dos lábios superiores e segue ao longo das narinas até ao canto medial do olho, onde se anastomosa com os ramos terminais da artéria oftálmica.[13,14,15]

Ramos:
- A artéria submental origina-se da artéria facial no bordo inferior do maxilar inferior. Alimenta a pele do queixo e do lábio inferior.
- A artéria labial inferior origina-se perto do canto da boca. Corre medialmente no lábio inferior e anastomosa-se com a sua homóloga do lado oposto. A artéria labial superior origina-se perto do canto da boca. Corre medialmente no lábio superior e ramifica-se no septo e no septo nasal.
- A artéria nasal lateral origina-se da artéria facial ao longo do nariz. Ela supre a pele na parte lateral e posterior do nariz.
- A artéria temporal superficial, o ramo terminal mais pequeno da artéria carótida externa, tem origem na glândula parótida. Nasce na frente do pavilhão auricular e supre o couro cabeludo.
- A artéria facial transversa, um ramo da artéria temporal superficial, tem origem na glândula parótida. Corre para a frente, sobre a bochecha, acima do ducto parotídeo.
- A artéria supraorbital e a artéria supratroclear, ramos da artéria oftálmica, irrigam a pele da testa.

DRENAGEM VENOSA DA FACE:
A veia facial é formada no canto medial do olho pela união da veia supraorbital e da veia supratroclear. Está diretamente ligada à veia oftálmica superior através da veia supra-orbitária. A veia facial está ligada ao seio cavernoso através da veia oftálmica superior; esta ligação é de grande importância clínica, uma vez que proporciona uma via para a propagação de infecções da face para o seio cavernoso. A veia facial corre atrás da artéria facial até ao bordo inferior do corpo mandibular. Atravessa superficialmente a glândula mandibular e desemboca na divisão anterior da veia retromandibular. A veia facial desemboca finalmente na veia jugular interna.

Tributários:
A veia facial recebe influxos que correspondem aos ramos da artéria facial. Está ligada ao plexo venoso pterigoide através da veia facial profunda e ao seio cavernoso através da veia oftálmica superior.

DRENAGEM LINFÁTICA DO ROSTO:
A linfa da testa e da parte frontal da face drena para os gânglios linfáticos submandibulares. Podem estar presentes alguns gânglios linfáticos bucais ao longo do trajeto destes vasos linfáticos. A parte lateral da face, incluindo as partes laterais das pálpebras, é drenada por vasos linfáticos que drenam para os gânglios linfáticos parotídeos. A parte média do lábio inferior e a pele do queixo são drenadas para os

gânglios linfáticos submentais.

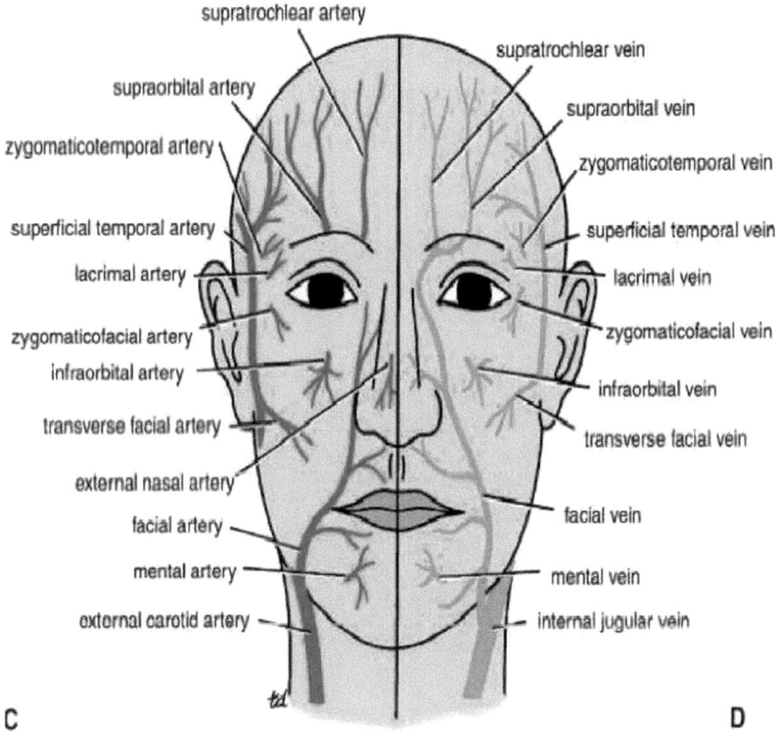

Figura 3: Fornecimento de sangue ao rosto

OSSOS DA FACE:

O esqueleto facial é formado pelos ossos frontal, zigomático, mandibular, maxilar e
nasal. A raiz do nariz é formada pelos ossos nasais, que se articulam em baixo com a
maxila e em cima com os ossos frontais. Anteriormente, o nariz é fechado por placas
superiores e inferiores de cartilagem hialina e por pequenas cartilagens da ala nasal.
O osso central importante do terço médio da face é o maxilar superior, que contém os
dentes e o seio maxilar. O osso do terço inferior da face é o maxilar inferior com os seus
dentes. Uma descrição mais pormenorizada dos ossos da face pode ser encontrada na
descrição do crânio.

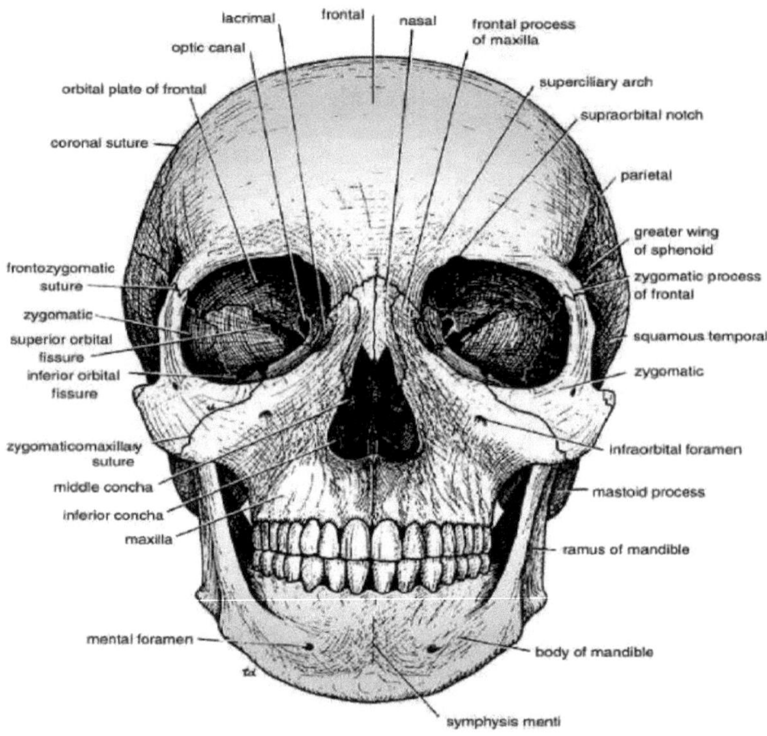

Figura 4: Ossos do rosto

MÚSCULOS DO ROSTO:

Os músculos faciais desenvolvem-se a partir do segundo arco faríngeo. Como estes músculos controlam as expressões faciais, são por vezes designados por "músculos faciais". Também actuam como esfíncteres e dilatadores das aberturas faciais (ou seja, das órbitas, do nariz e da boca). Esta categorização em grupos funcionais fornece uma abordagem lógica para a compreensão destes músculos.

Os músculos da expressão facial estão inseridos na fáscia superficial e a maior parte deles tem origem nos ossos do crânio e ligam-se à pele. São irrigados pelo nervo facial, o sétimo nervo craniano.

Músculos das pálpebras:
O esfíncter das pálpebras é o orbicularis oculi e os músculos extensores são o levator palpebrae superioris e o occipitofrontalis.

Músculos das narinas:
O músculo esfíncter é o compressor naris e o músculo dilatador é o dilatador naris.

Músculos dos lábios e das bochechas:
O músculo esfíncter é o orbicularis oris. Os músculos dilatadores são constituídos por uma série de pequenos músculos que irradiam dos lábios.

Músculo esfíncter dos lábios:

Orbicularis oris: As fibras rodeiam a abertura da boca no interior da substância labial. Algumas das fibras têm origem perto da linha média, a partir do maxilar superior, por cima, e do maxilar inferior, por baixo. Outras fibras têm origem na superfície profunda da pele e correm obliquamente para a mucosa que reveste a superfície interna dos lábios. Muitas das fibras têm origem no músculo bucinador. Este músculo exerce uma pressão sobre os lábios

Músculos dilatadores dos lábios:
Os músculos dilatadores têm origem nos lábios e servem para abrir os lábios; este movimento é geralmente acompanhado por um alargamento da mandíbula. Os músculos têm origem nos ossos e na fáscia em torno da abertura da boca e convergem para se inserirem na substância dos lábios. Os músculos são designados da seguinte forma quando traçados a partir do lado do nariz até ao canto da boca e depois abaixo da abertura da boca:

- Levator labii superioris alaeque nasi

- Lábio superior (elevador dos lábios superior)

- Maçã do rosto pequena

- Arco da sobrancelha grande

- Levator anguli oris (profundamente aos músculos zigomáticos)

- Risório

- Depressor anguli oris

- Depressor labial inferior (Depressor labii inferioris)

- Mentalis

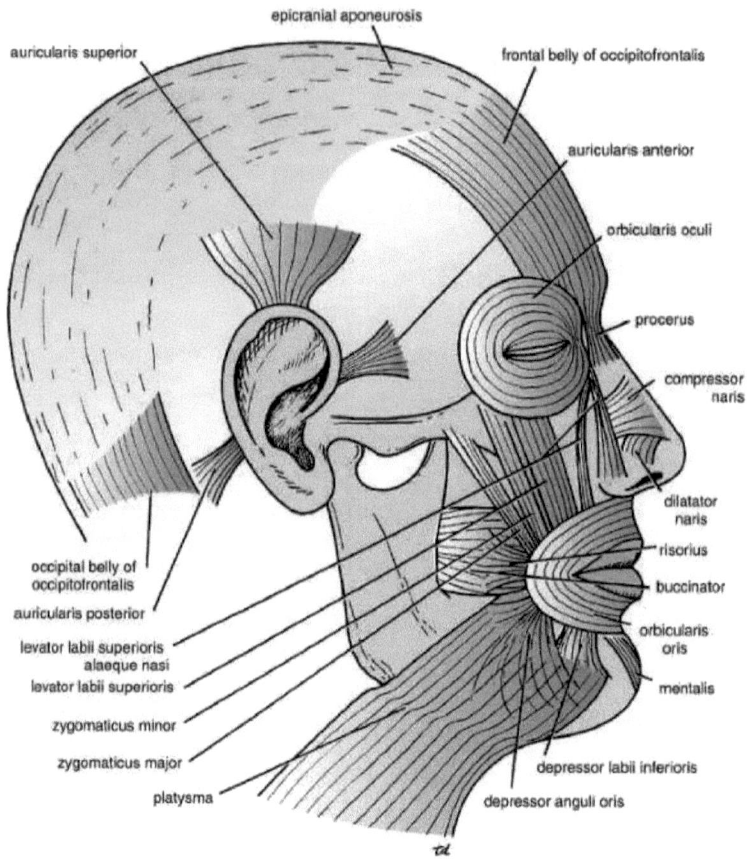

Figura 5: Músculos da expressão facial. [13]

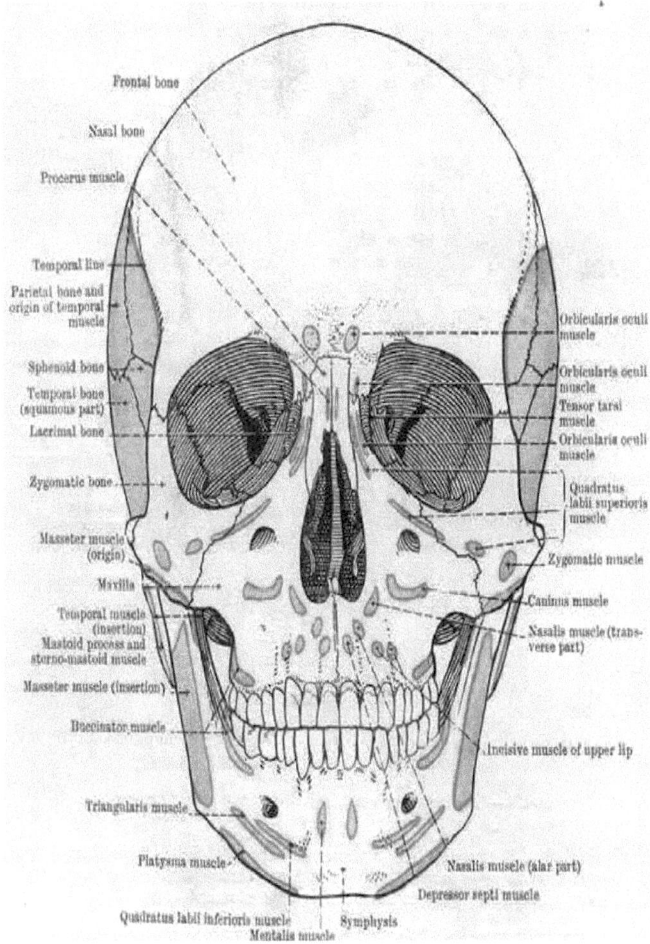

Fig. 6 Fixação dos músculos faciais

MÚSCULO FACIAL (Anatomia de Gray)

Muscle	Origin	Insertion	Innervation	Function
Orbital group				
Orbicularis oculi				
-Palpebral part	Medial palpebral ligament	Lateral palpebral raphe	Facial nerve [VII]	Closes the eyelids gently
-Orbital part	Nasal part of frontal bone; frontal process of maxilla; medial palpebral ligament	Fibers form an uninterrupted ellipse around orbit	Facial nerve [VII]	Closes the eyelids forcefully
Corrugator supercilii	Medial end of the superciliary arch	Skin of the medial half of eye-brow	Facial nerve [VII]	Draws the eyebrows medially and downward
Nasal group				
Nasalis				
-Transverse part				
-Alar part	Maxilla just lateral to nose	Aponeurosis across dorsum of nose with muscle fibers from the other side	Facial nerve [VII]	Compresses nasal aperture
Procerus	Maxilla over	Alar cartilage	Facial	Draws

	lateral incisor	of nose	nerve [VII]	cartilage downward and laterally opening nostril
Depressor septi				
	Nasal bone and upper part of lateral nasal cartilage	Skin of lower forehead between eyebrows	Facial nerve [VII]	Draws down medial angle of eyebrows producing transverse wrinkles over bridge of nose

Oral group

	Maxilla above : medial incisor	Mobile part of the nasal septum	Facial nerve [VII]	Pulls nose inferiorly
Depressor anguli oris				

Body_ID: **T008007.700**

Depressor labii inferioris				
	Oblique line of mandible below canine, premolar and first molar teeth	Skin at the corner of mouth and blending with orbicularis oris	Facial nerve [VII]	Draws corner of mouth down and laterally
Mentalis				
	Anterior part of oblique line of mandible	Lower lip at midline; blends with muscle from	Facial nerve [VII]	Draws lower lip downward and

		opposite side		laterally
Risorius				
	Mandible inferior to incisor teeth	Skin of chin	Facial nerve [VII]	Raises and protrudes lower lip as it wrinkles skin on chin
Zygomaticus major				
	Fascia over masseter muscle	Skin at the corner of the mouth	Facial nerve [VII]	Retracts corner of mouth
Zygomaticus minor				
	Posterior part of lateral surface of zygomatic bone	Skin at the corner of the mouth	Facial nerve [VII]	Draws the corner of the mouth upward and laterally
Levator labii superioris	Anterior part of lateral surface of zygomatic bone	Upper lip just medial to corner of mouth	Facial nerve [VII]	Draws the upper lip upward
Levator labii superioris alaeque nasi				
	Infra-orbital margin of maxilla	Skin of upper lateral half of upper lip	Facial nerve [VII]	Raises upper lip; helps form nasolabial furrow
Levator anguli oris				

	Frontal process of maxilla	Alar cartilage of nose and upper lip	Facial nerve [VII]	Raises upper lip and opens nostril
Orbicularis oris	Maxilla below infra-orbital foramen	Skin at the corner of mouth	Facial nerve [VII]	
Buccinator				
	From muscles in area; maxilla and mandible in midline	Forms ellipse around mouth	Facial nerve [VII]	Closes lips; protrudes lips

Occipitofrontalis				
-Frontal belly	Skin of	Into galea	Facial	Wrinkles

	eyebrows	aponeurotic	nerve [VII]	forehead; raises eyebrows
-Occipital belly	Lateral part of superior nuchal line of occipital bone and mastoid process of temporal bone	Into galea aponeurotica	Facial nerve [VII]	Draws scalp backward

Tabela 1: Músculos do rosto [15]

NERVOS FACIAIS:

O nervo facial é o sétimo nervo craniano e é o nervo do segundo arco faríngeo. É responsável por todos os músculos da expressão facial. Não inerva a pele, mas os seus ramos comunicam com os ramos do nervo trigémeo. Supõe-se que as fibras nervosas proprioceptivas dos músculos faciais deixam o nervo facial nestes ramos comunicantes e chegam ao sistema nervoso central através do nervo trigémeo.

Na face, o nervo facial corre para a frente na substância da glândula parótida e divide-se nos seus cinco ramos terminais: os nervos temporal, zigomático, bucal, mandibular e cervical. Os traumatismos da face podem provocar lesões do nervo facial.

O ramo do trigémeo origina-se no bordo superior da glândula parótida e alimenta o músculo auricular anterior e superior, o ventre anterior do músculo occipitofrontal, o músculo orbicular do olho e o supercílio corrugador.

O ramo zigomático surge da parte anterior da glândula parótida e fornece o orbicularis occuli.

O ramo bucal origina-se na borda anterior da glândula parótida, abaixo do ducto parotídeo, e supre o músculo bucinador e os músculos do lábio superior e da narina.

O ramo mandibular origina-se na borda anterior da glândula parótida e supre os músculos do lábio inferior.

O ramo cervical origina-se no bordo inferior da glândula parótida e dirige-se para a frente no pescoço, abaixo da mandíbula, para irrigar o músculo platisma; pode atravessar o bordo inferior do corpo da mandíbula para irrigar o músculo anguli oris.

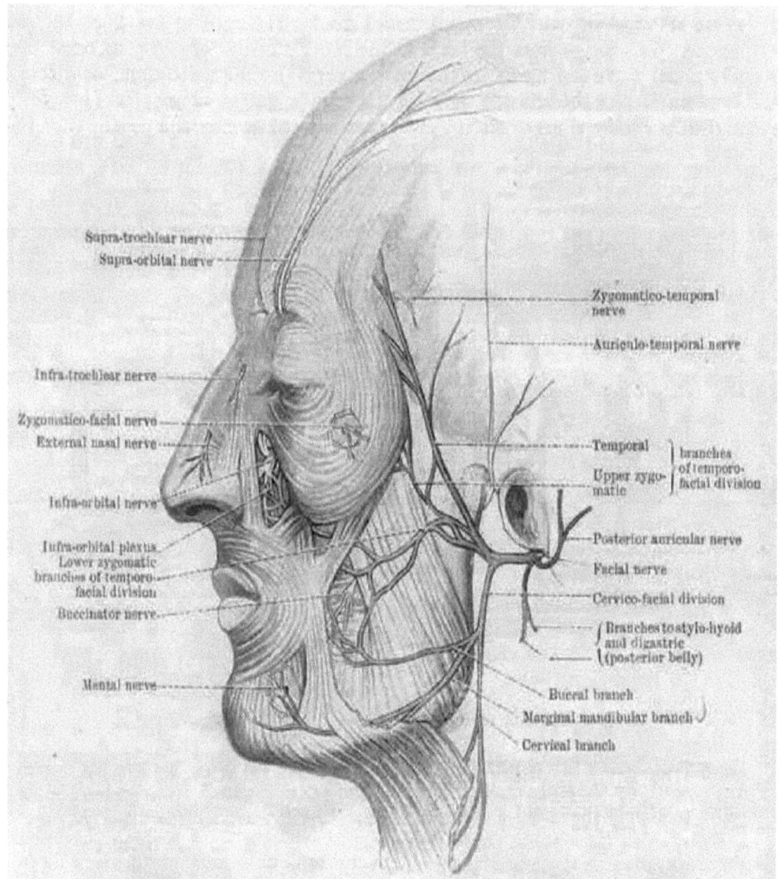

Figura 7: Anatomia do nervo facial

REVISÃO DA LITERATURA

FISIOPATOLOGIA DA CICATRIZAÇÃO DE FERIDAS:

Cura ... não é uma ciência, mas a arte intuitiva de cortejar a natureza.

A cicatrização ou reparação de feridas é um processo complicado em que a pele (ou [18] outro órgão) repara-se a si própria após uma lesão. Na pele normal, a epiderme (camada mais externa) e a derme (camada interna ou mais profunda) encontram-se num equilíbrio estável e formam uma barreira protetora contra o ambiente externo. Assim que a barreira protetora é violada, o processo normal (fisiológico) de cicatrização de feridas é imediatamente desencadeado. A cicatrização de feridas é um processo complexo que pode ser dividido, grosso modo, em três fases sobrepostas: Resposta inflamatória, proliferação e remodelação. A fase inflamatória envolve respostas vasculares

22

caracterizadas por coagulação sanguínea e hemostase, e processos celulares, incluindo a infiltração de leucócitos com diferentes funções antimicrobianas e libertação de citocinas, que iniciam a resposta proliferativa para a cicatrização de feridas. Alguns autores dividiram a cicatrização de feridas em 4 fases, a primeira das quais é a hemostase e realça a importância das respostas vasculares. Durante a fase proliferativa, forma-se o epitélio que cobre a superfície da ferida e, ao mesmo tempo, o tecido de granulação cresce para preencher o espaço da ferida. A formação do tecido de granulação envolve a proliferação de fibroblastos, a deposição de colagénios e outras matrizes extracelulares e o desenvolvimento de novos vasos sanguíneos. Uma vez formado o novo tecido na ferida, inicia-se a fase de remodelação para restaurar a integridade estrutural e a competência funcional do tecido. No entanto, as 3 fases da cicatrização de feridas não são processos lineares simples, mas sobrepõem-se no tempo. As feridas agudas são feridas como as queimaduras, outras lesões traumáticas e feridas cirúrgicas que cicatrizam num curto período de tempo. Um exemplo de uma ferida aguda comum é uma incisão cirúrgica limpa e não infetada, suturada com suturas cirúrgicas. Embora o resultado final desejável de uma cicatrização coordenada fosse a formação de tecido com uma estrutura semelhante e funções comparáveis às da pele intacta, a regeneração é rara (com excepções notáveis, como a cicatrização fetal precoce); no entanto, a cicatrização resulta num resultado estrutural e funcionalmente satisfatório, mas não idêntico. Os processos de cicatrização de feridas parecem ser fortemente regulados por uma variedade de factores de crescimento e citocinas libertados no local da ferida. As alterações que perturbam os processos de cicatrização controlados e atempados prolongam os danos nos tecidos e atrasam a cicatrização.[19]

FASES DA CICATRIZAÇÃO DE FERIDAS:

I. FASE INFLAMATÓRIA

A inflamação é um componente altamente eficaz da primeira resposta inata do organismo a uma lesão. É uma consequência importante da lesão e, normalmente, conduz à reparação dos tecidos e ao restabelecimento da função.

A) IMEDIATAMENTE A 2-5 DIAS

B) HEMOSTASIA

- Vasoconstrição

- Agregação de plaquetas

- A tromboplastina forma coágulos

C) IGNIÇÃO

- Vasodilatação

*   Fagocitose

II. FASE PROLIFERATIVA

A) 2 DIAS A 3 SEMANAS

B) GRANULAÇÃO

*   Os fibroblastos formam um leito de colagénio

*   Preenche defeitos e forma novos capilares

C) CONTRATO

- Os bordos das feridas contraem-se para reduzir os defeitos

D) EPITELIZAÇÃO

Atravessa a superfície húmida

As células deslocam-se cerca de 3 cm do ponto de partida em todas as direcções

III. FASE DE REMODELAÇÃO
A) 3 semanas a 2 anos
B) Forma-se novo colagénio, o que aumenta a resistência à tração das feridas
C) O tecido cicatricial é apenas 80 por cento tão forte como o tecido original

Após uma lesão na pele, ocorre uma série de processos bioquímicos complexos numa cascata estreitamente coordenada para reparar os danos.[20] Poucos minutos após a lesão ( ), as plaquetas sanguíneas (trombócitos) acumulam-se no local da lesão e formam um coágulo de fibrina. Este coágulo serve para controlar a hemorragia ativa (hemostase).

Na fase inflamatória, as bactérias e os detritos são fagocitados e removidos e são libertados factores que provocam a migração e a divisão das células envolvidas na fase de proliferação.

A fase proliferativa é caracterizada por angiogénese e deposição de colagénio,

Formação de tecido de granulação, epitelização e contração da ferida. [21 22 23] Durante a angiogénese, são formados novos vasos sanguíneos pelas células endoteliais vasculares [24].

A fibroplasia e a formação de tecido de granulação envolvem o crescimento de fibroblastos e

No entanto, este processo não é apenas complexo, mas também sensível e suscetível a

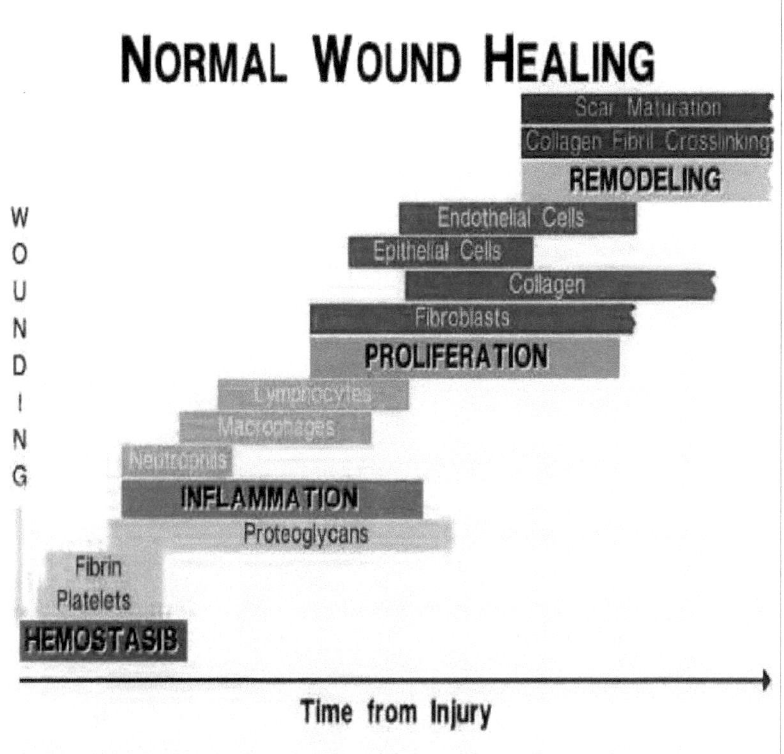

interrupções ou perturbações que levam à formação de feridas crónicas que não cicatrizam.

[Figura 8. cicatrização normal de feridas]

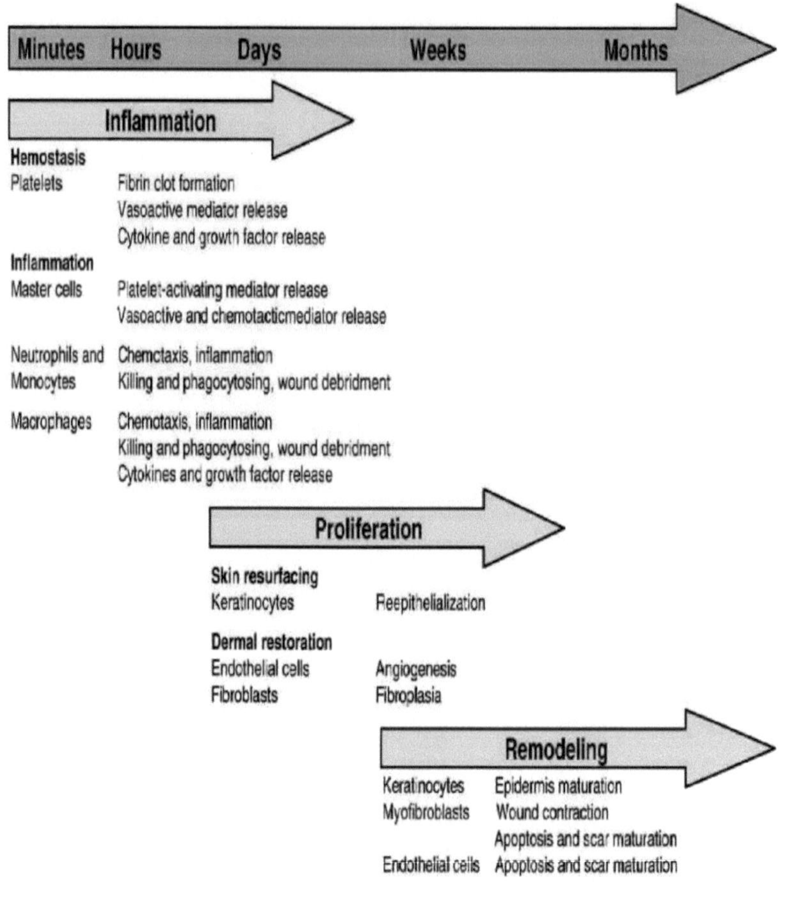

Figura 9: Células importantes e os seus efeitos na cicatrização normal de feridas. [26]

PAPEL DOS MASTÓCITOS:

[26,27,28]Uma das substâncias mais importantes libertadas pelos grânulos dos mastócitos é a histamina/] A histamina actua no recetor 1 da histamina e provoca a dilatação das artérias e o aumento da permeabilidade das vénulas. Para além da histamina, os grânulos dos mastócitos contêm uma série de outras substâncias activas, incluindo a serotonina e a heparina, algumas das quais levam ao aumento inicial e a curto prazo da permeabilidade das vénulas. A heparina é também um anticoagulante e serve para evitar a coagulação do excesso de fluido tecidular e dos componentes sanguíneos durante a fase inicial da resposta inflamatória. As cininas são péptidos biologicamente activos e virtualmente indistinguíveis encontrados em áreas de destruição tecidular. A cinina mais conhecida, a bradicinina, é uma substância inflamatória potente libertada das proteínas plasmáticas no tecido lesado pela enzima plasmática calicreína. O efeito das cininas na microvasculatura é semelhante ao da histamina.

PAPEL DAS PROSTAGLANDINAS E DOS LEUCOTRIENOS:

As prostaglandinas (PGD) e os leucotrienos (LT) são duas classes importantes de substâncias biológicas potentes derivadas do ácido araquidónico que são libertadas dos fosfolípidos da membrana celular. As prostaglandinas e os LT são produzidos por quase todas as células do organismo em resposta a lesões da membrana celular. As prostaglandinas I2, PGD2, PGE2 e PGF2a são substâncias vasodilatadoras potentes, enquanto a PGD2,

A PGE2 e a PGF2a também aumentam a permeabilidade vascular, o que pode levar a edema.

A prostaglandina E2 tem um efeito quimiotático e também atrai leucócitos para a área da ferida. A prostaglandina E2 parece sinergizar com outras substâncias inflamatórias, como a bradicinina, e pensa-se que é responsável pela sensibilização dos receptores da dor, levando a um estado de hiperalgesia. O outro grupo de metabolitos do ácido araquidónico são os LT. O leucotrieno B4 é um potente agente quimiotático e leva à agregação de neutrófilos, enquanto o LTC4, LTD4 e LTE4 causam vasoconstrição e aumento da permeabilidade vascular. [26]

PAPEL DO SISTEMA COMPLEMENTAR:

O sistema do complemento, composto por mais de 30 proteínas, é outra classe importante de proteínas relevantes para a inflamação. [26, 29] Estas proteínas podem ser encontradas entre as proteínas plasmáticas que extravasam dos capilares para os espaços tecidulares. Quando um anticorpo se liga, proteínas específicas do sistema do complemento desencadeiam uma cascata de reacções sequenciais que geram múltiplos produtos finais que ajudam a evitar danos provocados pelo organismo invasor ou pela toxina. Em termos de cicatrização de feridas, alguns dos produtos finais activam a fagocitose por neutrófilos e macrófagos, enquanto outros promovem a lise e a aglutinação de organismos invasores. Outros ainda activam os mastócitos e os basófilos para libertarem histamina.

PAPEL DOS FACTORES DE CRESCIMENTO:

Foi demonstrado que os factores de crescimento desempenham um papel diversificado e decisivo nos processos de cicatrização de feridas. Por exemplo, o fator de crescimento derivado das plaquetas (PDGF) é um fator de crescimento potente e importante, particularmente na fase inflamatória inicial da cicatrização de feridas. Tem um efeito quimiotático nos monócitos, macrófagos e neutrófilos e é mitogénico in vitro para os fibroblastos e as células musculares lisas. Muitos factores de crescimento segregados pelos macrófagos são pleiotrópicos e influenciam a proliferação celular, a angiogénese e a síntese da matriz extracelular. Por exemplo, o fator de crescimento tecidular TGF-a desempenha um papel importante na migração dos queratinócitos e na reepitelização; o TGF-b1, o TGF-b2 e o TGF-b3 promovem fortemente a migração dos fibroblastos e das células endoteliais, bem como a deposição de matrizes extracelulares pelos fibroblastos durante a formação do tecido de granulação. Enquanto o aumento do TGF-b1 promove a formação de cicatrizes, o TGF-b3 contraria a formação de cicatrizes. [26, 30,31]

PAPEL DOS RECEPTORES DE INTEGRINA NA CICATRIZAÇÃO DE FERIDAS:

A matriz extracelular é crucial para a cicatrização de feridas, uma vez que funciona como um suporte através do qual os queratinócitos, os fibroblastos e as células endoteliais podem migrar e como reservatório e modulador de factores de crescimento que medeiam a cicatrização através de vias de sinalização intercelular. A matriz extracelular liga-se às células através de receptores específicos de superfície celular, dos quais as integrinas são os receptores mais importantes para a matriz extracelular. As integrinas são uma família de proteínas transmembranares heterodiméricas que medeiam as interacções entre as células e entre a célula e a matriz e transmitem sinais entre elas. Muitas vias de sinalização activadas pelas integrinas são também activadas após estimulação por factores de crescimento, o que sugere que as respostas celulares mediadas pelas integrinas e pelos factores de crescimento podem atuar de forma sinérgica ou coordenar as alterações bioquímicas celulares. Os receptores de integrinas estão envolvidos em todas as fases da cicatrização de feridas. Imediatamente após uma lesão, as integrinas dirigem a interação das plaquetas com a matriz extracelular, incluindo a fibrina, a fibronectina e a trombospondina, para a formação de um coágulo estável. Nas fases subsequentes da cicatrização de feridas, a migração de células, leucócitos, queratinócitos, fibroblastos e células endoteliais para a ferida requer uma rápida ligação e dissociação com moléculas extracelulares para permitir o movimento celular. Quando os fibroblastos completam a sua migração e iniciam a contração da ferida, têm de se ligar firmemente aos colagénios e à fibronectina e estabelecer um citoesqueleto contrátil. As células expressam e utilizam diferentes integrinas para a sua migração e adesão. Na epiderme normal, por exemplo, as integrinas a3b1 medeiam as interacções entre os queratinócitos e as integrinas a6b4 ligam os queratinócitos basais às lamininas. As integrinas a2b1 e a5b1 medeiam a migração dos queratinócitos para o colagénio e a fibronectina durante a cicatrização de feridas. [26]

CURA COM INTENÇÃO PRIMÁRIA, SECUNDÁRIA E TERCIÁRIA:

A) CURA ATRAVÉS DA INTENÇÃO PRIMÁRIA:

- Se os bordos da ferida forem diretamente adjacentes um ao outro
- Perda mínima de tecido
- As cicatrizes são mínimas

- A maioria das feridas cirúrgicas cicatriza por primeira intenção
- A ferida está fechada com suturas, agrafos ou cola aquando do exame inicial
- Exemplos: lacerações bem tratadas, fracturas ósseas bem tratadas, cicatrização após operações de retalho.

B) CURA POR SEGUNDA INTENÇÃO:

- A ferida pode granular
- O cirurgião pode cobrir a ferida com gaze ou utilizar um sistema de drenagem.
- A granulação leva a uma cicatriz mais larga

  O processo de cicatrização pode ser lento devido à drenagem da infeção
- Os cuidados com a ferida devem ser efectuados diariamente para promover a remoção dos resíduos da ferida e permitir a formação de tecido de granulação
- Exemplos: Gengivectomia, gengivoplastia, alvéolos de extração de dentes, fracturas mal reduzidas.

C) CURA ATRAVÉS DO ENCERRAMENTO TERCIÁRIO (encerramento primário retardado):

- A ferida é primeiro limpa, desbridada e observada, normalmente 4 ou 5 dias antes do encerramento.
- A ferida é intencionalmente deixada aberta
- Exemplos: Cicatrização de feridas através da utilização de enxertos de tecidos.

CICATRIZAÇÃO ANORMAL DE FERIDAS:

A formação de uma cicatriz pode ser vista como um processo que evoluiu ao longo de milhões de anos para restaurar a funcionalidade e não a qualidade estética. Em algumas pessoas, um processo de cicatrização anormal leva a uma cicatrização excessiva que se pode estender muito para além dos limites originais da ferida, resultando num defeito cosmético significativo e perturbador. Estas lesões podem estar associadas a comichão, dor e perda de função e podem causar um sofrimento psicossocial significativo. O termo queloide foi originalmente descrito no século XIX como "queloide", derivado da raiz grega "chele", que significa "garra de caranguejo". Um queloide é um crescimento benigno e hiperproliferativo de tecido fibroso denso que se desenvolve a partir de uma resposta anormal de cicatrização a uma lesão cutânea. Por definição, e ao contrário de uma cicatriz hipertrófica, os quelóides estendem-se para além dos limites da ferida original e invadem a pele normal. Aparecem como nódulos firmes, são frequentemente pruriginosos e dolorosos e geralmente não regridem espontaneamente. Ao contrário das cicatrizes hipertróficas, que atingem geralmente um determinado tamanho e depois estabilizam ou regridem, os quelóides podem continuar a crescer ao longo do tempo.[33,34,35]

Os dados epidemiológicos sobre cicatrizes hipertróficas e quelóides são limitados, mas sugerem diferenças entre raças, sendo os negros, os hispânicos e os asiáticos mais susceptíveis de ter quelóides. Em geral, o risco de desenvolver quelóides é cerca de 15 vezes maior em pessoas de pele escura do que em brancos. A incidência de quelóides em negros e hispânicos varia entre 4,5% e 16%, com uma incidência mais elevada durante a puberdade e a gravidez. A proporção de mulheres com quelóides é ligeiramente superior, mas tal deve-se provavelmente ao aumento de piercings no lóbulo da orelha neste grupo. [35,36]

Existem vários tratamentos para os quelóides, tais como esteróides intralesionais, remoção cirúrgica, radioterapia, laser, crioterapia, cobertura de gel de silicone, tratamento com imiquimóides, antimetabolitos como o 5-flourouracil e a bleomicina, e terapia combinada.

A prevenção da formação de quelóides é um fator importante no tratamento dos quelóides. O médico deve estar ciente dos factores de risco associados ao desenvolvimento de quelóides. Estes incluem quelóides anteriores, história familiar de quelóides, tensão no local do traumatismo e pele de cor escura.

Alguns médicos acreditam que um dos maiores factores de risco para o desenvolvimento de um queloide é uma ferida que foi fechada com segunda intenção num hospedeiro suscetível. Os doentes com um queloide anterior ou outros factores de risco devem evitar piercings no corpo e procedimentos cosméticos electivos. Num ensaio aleatório controlado recente que investigou a eficácia da fita de papel na prevenção da formação de cicatrizes hipertróficas após uma cesariana, 41% do grupo de controlo (que não recebeu qualquer intervenção pós-operatória) desenvolveu cicatrizes hipertróficas às 12 semanas, ao passo que nenhuma ocorreu no grupo de tratamento (que recebeu fita de papel aplicada nas suas cicatrizes durante 12 semanas).
[35,37]

A cicatrização normal de feridas é um processo complexo e coordenado que evoluiu para restaurar a integridade dos tecidos. A cicatrização anormal de feridas pode levar a cicatrizes excessivas, o que tem implicações funcionais e psicossociais. A elucidação das vias de sinalização molecular que conduzem a cicatrizes excessivas abrirá, sem dúvida, uma multiplicidade de possibilidades de intervenção terapêutica. Na última década, a introdução de factores de crescimento recombinantes, como o fator de crescimento epidérmico, o fator de crescimento básico dos fibroblastos e o fator de crescimento derivado das plaquetas, suscitou grandes esperanças na promoção da cicatrização normal das feridas. [38,39]A prevenção é fundamental e é provável que a terapia combinada se revele mais eficaz do que qualquer modalidade isolada no tratamento de quelóides.

LACERAÇÕES:

As lacerações são as lesões mais comuns tratadas nos serviços de urgência e acidentes em todo o mundo. A maioria das lacerações ocorre em adultos jovens do sexo masculino. Embora pessoas de qualquer idade possam sofrer uma laceração, cerca de 33% de todas as lacerações são registadas em doentes com idades compreendidas entre os 19 e os 35 anos. [34]Cerca de 50% das lacerações ocorrem na cabeça e no pescoço [.], com mais 35% nas extremidades superiores, particularmente nas mãos e nos dedos. A reparação destas lesões reduz a infeção, as cicatrizes e o desconforto do doente. Podem ser utilizados vários métodos para reparar as lacerações. A sutura é, de longe, o método mais comum de encerramento de feridas. Os agrafos para feridas, normalmente utilizados para lacerações do couro cabeludo, tronco, braços, pernas, mãos e pés, oferecem a vantagem de uma colocação rápida, mas não permitem a aproximação cuidadosa aos bordos da ferida que é possível com a sutura. As colas para tecidos, como o 2-octil cianoacrilato, são menos dolorosas e mais rápidas de aplicar do que as suturas ou os agrafos e são ideais para pequenas lacerações que não estão sujeitas a grande tensão. As fitas adesivas de tecido (por exemplo, Steri-Strips) podem ser utilizadas para lacerações superficiais ou de espessura parcial, mas não são adequadas para lacerações sujeitas a tensão significativa. [40,41,42,43]

O intervalo entre a lesão e o exame é importante, uma vez que os atrasos na reparação podem aumentar o risco de infeção. A localização da ferida e o grau de contaminação podem influenciar o intervalo aceitável entre a lesão e a reparação.

Por exemplo, algumas feridas contaminadas nas mãos ou nos pés têm de ser fechadas no prazo de 6 horas, ao passo que algumas lacerações na face ou no couro cabeludo podem frequentemente ser reparadas com segurança mais de 24 horas após a lesão. A decisão de suturar uma ferida deve ser tomada numa base individual e o intervalo entre a lesão e a reparação pode ser encurtado em doentes com defesas enfraquecidas. [41,44,45] Deve ser considerada a possibilidade de consultar um especialista no caso de feridas com perda ou destruição significativa de tecido, lacerações complicadas nas mãos ou na face ou feridas que se pensa poderem ferir gravemente uma estrutura subjacente.

CUIDADOS GERAIS:
As feridas traumáticas ilustram a gama de problemas e as possíveis soluções quando se tenta fechar uma ferida. Ao tratar uma ferida, a primeira consideração importante é o diagnóstico. Uma vez estabelecido o diagnóstico, o passo seguinte é determinar os conhecimentos e os recursos necessários para tratar a ferida. Estes factores estão bem definidos para as feridas de queimaduras, mas ainda não estão bem definidos para as feridas traumáticas. A maioria dos cirurgiões plásticos são especialistas no tratamento de feridas traumáticas, e um tratamento insuficiente resulta frequentemente do facto de a pessoa que faz a triagem no serviço de urgência não reconhecer a gravidade da ferida e a dificuldade do tratamento. . [42,44,46]

MOMENTO DO FECHO DA FERIDA:
Qualquer ferida traumática deve ser fechada o mais rapidamente possível com o mínimo de complicações. O ensino tradicional era que uma laceração devia ser fechada no prazo de 6 horas; gradualmente, as 6 horas passaram a 8 horas e, nalguns casos, a 12 horas.

A regra geral continua a ser que uma laceração deve ser fechada dentro de cerca de 12 horas, embora um cirurgião plástico possa frequentemente conseguir um fecho sem complicações mais tarde.

MÉTODOS DE ENCERRAMENTO DE FERIDAS:
A primeira escolha é sempre o encerramento linear com ou sem descolamento da pele

adjacente, desde que o encerramento possa ser conseguido sem tensão inaceitável. O método de encerramento pode variar desde o encerramento linear até ao encerramento com retalho de uma ferida traumática.

ANTIBIÓTICO E PROFILAXIA DO TÉTANO:

A profilaxia antibiótica é considerada obrigatória para doentes com válvulas cardíacas protésicas, doentes com um sistema imunitário enfraquecido ou doentes com um risco elevado de infeção. Também é indicada para doentes com feridas contaminadas ou infectadas. Muitos cirurgiões também oferecem profilaxia antibiótica para operações limpas. A profilaxia do tétano é obrigatória para todos os doentes. [46,47]

TÉCNICAS DE ENCERRAMENTO DE FERIDAS:

O princípio é conseguir um realinhamento anatómico dos bordos da ferida e assegurar uma resistência suficiente durante a cicatrização da ferida. Ao mesmo tempo, os cirurgiões tentam minimizar as complicações funcionais e estéticas. As técnicas habitualmente utilizadas incluem suturas, alfinetes, nós, agrafos, fita adesiva e cola.

MATERIAL PURO:

Às suturas é atribuída uma designação numérica (0-0 a 6-0) que reflecte a resistência à tração e a espessura, sendo que os números mais baixos representam um diâmetro mais espesso e uma maior resistência à tração. A memória e a elasticidade influenciam a facilidade de manuseamento da sutura e a capacidade da sutura para se adaptar ao edema da ferida e retrair para o seu comprimento original após o estiramento. [9][6,,48]

Quadro 2: Resumo da seleção de pontos e da técnica de costura

Summary of stitch selection and suture techniques

Suture type	Advantages	Disadvantages	Applications
Simple interrupted	Easy to master, precise placement of sutures	Uniform tension difficult to achieve, sutures too tight	Low-tension, simple wounds or after tension is reduced
Running simple	Easy to master, even distribution of tension	Easy to unravel, less individual stitch tension adjustability	Low-tension, simple wounds or after tension is reduced
Vertical mattress	Best for wounds with increased skin-edge tension	Time-consuming, prone to skin suture marks if left in too long	High-tension wounds
Shorthand vertical mattress	Quicker version of vertical tension	Deep stitch is blindly placed and difficult to master	Best for wounds with increased mattress
Running combined simple and mattress	Strong, excellent eversion, easy removal	Hard on fragile tissues	Simple and horizontal mattress placed in alternating running fashion
Buried absorbable subcutaneous	Helps reduce tension and close dead space	Increased risk of infection	Absorbable suture with a buried knot: deep layer of a 2-layer closure
Subcuticular	Best for areas where cosmetic result is of utmost importance	Time-consuming, difficult to master, possibly increased risk of infection, not for areas of great tension	Buried running subcuticular suture with absorbable suture
Underrunning	Easy removal, extra step not required to achieve approximation of edges		Suture placed parallel to incision and used to lift up sutures for easy

REMOÇÃO DE MATERIAL DE SUTURA, AGRAFOS E FITA ADESIVA:

O princípio consiste em retirar as suturas e os agrafos logo que a resistência à rutura da ferida seja suficiente para evitar a deiscência da ferida. A resistência à rutura nunca regressa completamente e são necessárias várias semanas até que a ferida esteja suficientemente forte para resistir a um traumatismo, por exemplo, uma pancada com o cotovelo durante a prática de desportos de contacto. A remoção precoce de suturas que penetram na epiderme tem menos probabilidades de resultar numa mancha muito visível. O mesmo se aplica aos agrafos. As fitas cirúrgicas raramente deixam uma marca visível. O tempo que a ferida demora a cicatrizar e a suportar a tensão da pele varia muito de uma zona do corpo para outra. Os pontos no rosto podem ser retirados após 3 a 5 dias, enquanto os pontos na perna ou na região lombar devem ser deixados no local durante 2 semanas.

Agent	Duration of Action *min*	Maximum Dose *mg/kg of body weight*	Maximum Volume for a 70-kg Patient *ml*
1% Lidocaine	30	4.5	31.5
1% Lidocaine with epinephrine	60-240	7	49
0.25% Bupivacaine	240-280	3	84

Tabela: 3 anestésicos locais para o tratamento de feridas incisionais [40]

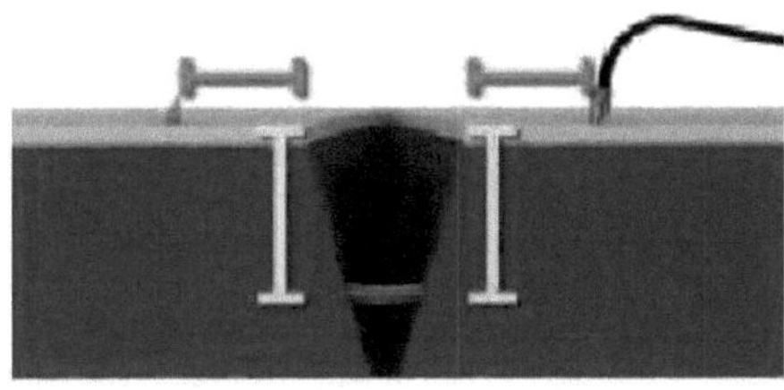
A. Proper way to stitch

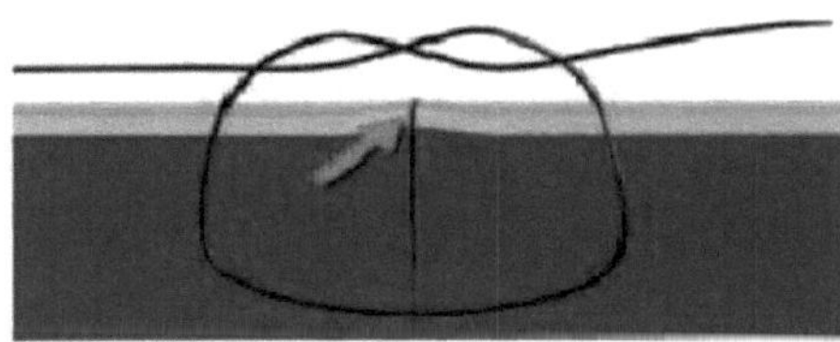
B. Proper knot

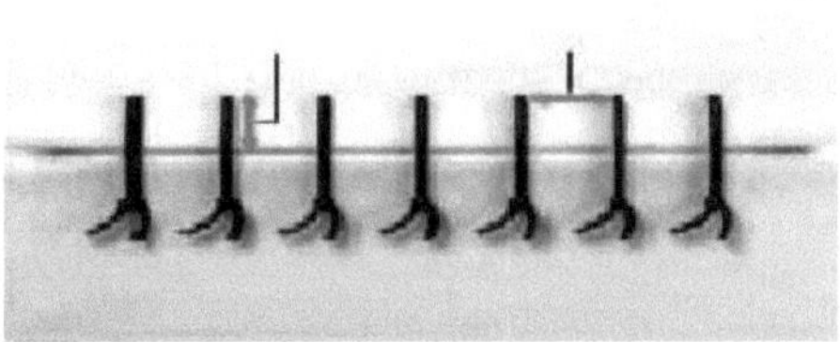
C. Bite width=suture spacing

Figura 10: Sutura correcta de uma laceração
LACERAÇÕES NO ROSTO:

As lacerações faciais são uma das lesões mais comuns tratadas no serviço de urgência, especialmente em crianças e jovens adultos. Os pais de crianças e jovens adultos estão muito preocupados com o resultado cosmético destas lesões. As lacerações faciais devem geralmente ser tratadas da mesma forma que as lacerações de outras partes do corpo, com algumas excepções.
ETIOLOGIA DAS LACERAÇÕES FACIAIS:
- Acidente de viação

* outono
* Vidro despolido
* Ataque

TRATAMENTO DAS LACERAÇÕES FACIAIS

A) AVALIAÇÃO DO PACIENTE:

Os principais objectivos de um tratamento adequado das feridas incluem a prevenção de infecções, o restabelecimento da função e a obtenção de uma cicatriz esteticamente agradável. Para melhor atingir este objetivo, é importante que o médico de urgência reconheça as potenciais situações que aumentam o risco de infeção ou atrasam a cicatrização após o encerramento da ferida. As condições que podem levar a resultados desfavoráveis após a reparação de uma laceração incluem a diabetes mellitus, a obesidade, a desnutrição, a insuficiência renal crónica, a utilização de esteróides, medicamentos de quimioterapia ou condições de imunossupressão e a idade avançada.

Todos estes factores de risco podem afetar os processos inflamatórios e levar a um atraso na síntese da nova matriz da ferida e do colagénio.

A compreensão do mecanismo é outro aspeto importante do tratamento. Certas lesões, como as contusões, podem levar a um tecido desvitalizado que é mais suscetível à infeção. A compreensão do mecanismo da lesão também destaca os riscos potenciais de corpos estranhos ou outros contaminantes da ferida que podem atrasar a cicatrização da ferida. O não diagnóstico de um corpo estranho é a quinta causa mais comum de litígio contra profissionais de emergência médica. [46,50]

B) A ESCOLHA DO TRATAMENTO:

O rosto tem várias características únicas que determinam a escolha do tratamento após uma lesão. Embora a maioria das pessoas não queira cicatrizes inestéticas no corpo, preocupa-se particularmente com as cicatrizes no rosto. Por conseguinte, o encerramento primário, que normalmente deixa a cicatriz menos percetível, é o tratamento preferido para a maioria das lacerações faciais. Felizmente, devido à baixa elasticidade da pele facial, a maioria das feridas pode ser reparada primariamente, exceto se houver perda significativa de tecido ou inchaço do tecido. A ferida deve ser inspeccionada para avaliar o risco de infeção, o grau de danos nos tecidos, a necessidade de desbridamento, qualquer tensão marginal e complexidade. A consideração destes factores, juntamente com a idade do doente e a sua disponibilidade para cooperar, pode ajudar a criar um plano bem sucedido para a reparação de feridas que minimize o risco de infeção, deiscência e mau resultado cosmético.

C) RISCO DE INFECÇÃO

Depende das características da ferida, do mecanismo e do momento da lesão. A pele do rosto tem um maior fornecimento de sangue em comparação com outras partes do corpo. Por conseguinte, as lacerações faciais podem ser fechadas mais de 6 horas após a lesão (o prazo habitual para o encerramento de uma laceração aguda) sem um risco elevado de infeção subsequente da ferida. Desde que a ferida possa ser cuidadosamente limpa, as lacerações faciais podem frequentemente ser fechadas mesmo no dia seguinte à lesão. **Uma laceração facial** limpa que seja encerrada no prazo de 24 horas é muito [51] taxa mínima de infeção.

D) POSIÇÃO DA FERIDA E ALINHAMENTO COM O RSTL:

Este é um fator importante, uma vez que as lacerações após a RSTL resultam em cicatrizes menos visíveis. As lacerações na testa conduzem a um resultado menos cosmético do que no resto do rosto. As lacerações no bordo do vermelhão são importantes, uma vez que mesmo uma distorção de 1 mm será visível na cicatriz final.

E) GRAU DE TENSÃO NOS BORDOS DA FERIDA:

A extensão da tensão nos bordos da ferida pode ser estimada medindo a distância a que os bordos da ferida se retraem do centro da lesão. Uma retração pronunciada (>5 mm). Devido ao melhor fornecimento de sangue, uma ferida facial primariamente fechada pode tolerar mais tensão na linha de sutura do que é normalmente permitido. No entanto, não se deve exagerar com este princípio. Se houver um branqueamento significativo da pele aquando do fecho, a ferida não deve ser completamente fechada. Neste caso, é suficiente fechar parcialmente a ferida com algumas suturas para reduzir o tamanho da cicatriz. Para feridas com tensão elevada, é crucial minimizar o risco de infeção e hemorragia, bem como a tensão nos bordos. Estas feridas são propensas a deiscência, especialmente se o doente for fisicamente ativo ou se a ferida estiver perto de uma articulação. A deiscência também pode ocorrer se a ferida ficar infetada, se se formar um grande hematoma após o encerramento ou se estiver presente tecido necrótico [52].

não foi corretamente removido.[1] -]

Figura 11: Sutura de uma laceração no rebordo do vermelhão

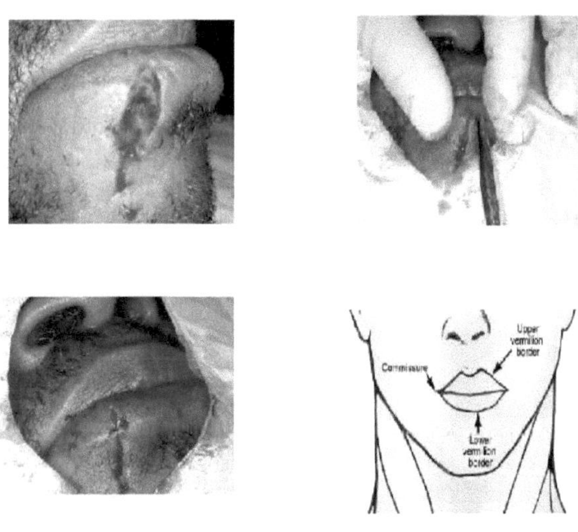

F) ANESTESIA DE UM CORTE:

Antes de anestesiar a ferida, deve ser aplicado um produto de limpeza da pele, como a clorexidina ou a iodopovidona, num padrão circular à volta da laceração, começando nos bordos da ferida e trabalhando gradualmente para fora. A anestesia das lacerações reduz desconforto do doente e permite uma avaliação, tratamento e encerramento mais completos da ferida. Os ésteres e as amidas são as duas principais classes de anestésicos. Se uma história cuidadosa revelar uma alergia genuína a um anestésico éster, pode ser utilizada uma amida, uma vez que existe pouca reatividade cruzada. A lidocaína com epinefrina é a melhor escolha para anestesia, com uma exceção: se um retalho for elevado pela lesão. Neste caso, é preferível utilizar lidocaína pura para não prejudicar o fluxo sanguíneo para o retalho. A bupivacaína também é aceitável. A adição de bicarbonato reduz a dor da injeção. [42]

ADMINISTRAÇÃO DE ANESTÉSICOS LOCAIS

No caso de lacerações mais pequenas (alguns centímetros ou menos), é frequentemente mais fácil injetar o anestésico ao longo dos bordos da ferida.

Um bloqueio do nervo é normalmente mais eficaz para lacerações maiores ou lacerações no bordo do lábio (onde uma injeção local pode distorcer os pontos de referência).

O anestésico deve ser injetado no plano entre a derme e o tecido subcutâneo, uma vez que este local oferece menos resistência e é menos doloroso do que uma abordagem em que perfuramos a epiderme e injectamos o anestésico diretamente na derme. Iniciar as seguintes injecções nas regiões

já anestesiado. A dor da injeção do anestésico pode ser reduzida utilizando agulhas pequenas, injectando o medicamento lentamente, aquecendo o anestésico à temperatura corporal e tamponando a solução com bicarbonato de sódio numa proporção de 1:10: O bloqueio do nervo é frequentemente utilizado para a anestesia regional do rosto. Este procedimento oferece várias vantagens em relação à infiltração local de tecidos. Com um bloqueio do nervo, a anestesia é frequentemente conseguida com uma quantidade menor de medicação do que a necessária para a infiltração local. Além disso, ao contrário da infiltração local, a anestesia por bloqueio de nervos pode ser conseguida sem deformação dos tecidos. Por conseguinte, o bloqueio de nervos é uma alternativa prática para situações como lacerações faciais, em que a distorção dos tecidos seria inaceitável. Em geral, a anestesia regional é ideal quando a área em questão é inervada por um único nervo superficial. Por exemplo, o nervo infra-orbital fornece inervação sensorial à pálpebra inferior, narinas e lábio superior. O bloqueio bem-sucedido do nervo infra-orbital permite a anestesia da área entre a pálpebra inferior e o lábio superior. [42, 52, 53]

Bloqueio do nervo mental: lábio inferior, pele por baixo do lábio.

Bloqueio do nervo infra-orbital: lábio superior, lateral do nariz, pálpebra inferior, bochecha média.

Bloqueio do nervo supraorbital/supratroclear: testa.

MARCAS DE BANDA DE BÓNUS

Os forames supra-orbitais, infra-orbitais e mentais encontram-se todos numa linha diretamente medial à pupila.
O entalhe supraorbital subtil pode ser sentido ao longo do rebordo orbital superior.
O forame infraorbitário está localizado no bordo inferior do rebordo infraorbitário.
O forame mental está localizado abaixo do segundo pré-molar.

CONTRA-INDICAÇÕES
Alergia a anestésicos locais
As doenças vasculares periféricas, cardíacas e hepáticas podem aumentar o risco de complicações graves.

CUIDADOS PÓS-OPERATÓRIOS:
Não são necessários cuidados especiais de acompanhamento do procedimento anestésico, exceto se ocorrer uma complicação.

a)   Aconselhar o doente a não ingerir alimentos sólidos e a evitar alimentos quentes ou cuidados agressivos com as feridas até ao fim do efeito da anestesia.

b)   Aconselhar o doente a fazer um exame de seguimento se houver sinais de infeção no local da infiltração.

c)   As lesões nervosas são raras e a maioria dos casos são temporários e resolvem-se completamente.

COMPLICAÇÕES DOS BLOQUEIOS NERVOSOS:

Vasoespasmo da artéria facial: O branqueamento grave dos tecidos ou o vasoespasmo induzidos pela epinefrina podem ser invertidos por injeção local ou intravascular de fentolamina. [52,53]

Lesão de um nervo

Injeção intravascular

Hematoma

Infeção

Toxicidade sistémica

G) PREPARAÇÃO DA FERIDA:

As feridas devem ser reexaminadas para detetar a presença de corpos estranhos após a anestesia. A esfrega direta da ferida e a irrigação do tecido são dois métodos eficazes de limpeza da ferida. Contudo, uma esfrega vigorosa pode provocar danos nos tecidos, o que, por sua vez, pode causar infeção. A melhor forma de evitar estes efeitos adversos é utilizar uma esponja de elevada porosidade com um agente tensioativo. A irrigação de uma ferida é outra opção para a preparação da ferida. Existe desacordo quanto à forma como a irrigação deve ser efectuada. Existem algumas questões sobre irrigação pulsátil versus irrigação contínua. Embora não existam dados definitivos, pensa-se que a irrigação contínua e pulsátil são igualmente eficazes. Por outro lado, os estudos em animais mostram claramente que a irrigação a alta pressão reduz significativamente a contagem de bactérias e as taxas de infeção da ferida em comparação com a irrigação a baixa pressão. No entanto, a irrigação contínua a alta pressão pode provocar danos nos tecidos e, se a pressão for suficientemente elevada, as taxas de infeção podem mesmo aumentar. Por este motivo, a irrigação a alta pressão é claramente contra-indicada quando uma laceração se encontra numa área bem vascularizada com tecido mole delicado, como a pálpebra. Por outro lado, um tecido contaminado denso com vascularização limitada, como uma ferida na extremidade inferior, beneficiaria da irrigação a alta pressão. Embora existam poucos estudos, parece haver um consenso geral de que uma pressão de irrigação entre 5 e 8 psi é adequada. Estas pressões podem ser facilmente atingidas no serviço de urgência com uma bomba de 30
- Seringa de 60 ml e agulha de 19 mm. Irrigar a ferida até ficar visivelmente limpa; a quantidade de líquido de irrigação necessária dependerá do tamanho da laceração e do grau de contaminação. (Existem provas de que a irrigação com água da torneira pode ser igualmente eficaz. De um modo geral, o desbridamento deve ser conservador e limitar-se à remoção de tecido desvitalizado que, se deixado no local, serviria de terreno fértil para o crescimento bacteriano. [54]

H) PENSO PARA FERIDAS:

Equipamento:
Muitas instalações dispõem de kits de laceração pré-embalados que contêm a maior parte do equipamento necessário. O equipamento preparatório inclui um produto de limpeza da pele, como a clorexidina ou a iodopovidona, gaze esterilizada, um anestésico local, uma seringa de 5 ou 10 ml e uma agulha de calibre 25 a 30 para injetar o anestésico, soro fisiológico, uma seringa de 30 a 60 ml com uma proteção contra salpicos para irrigação, um tabuleiro esterilizado e um campo esterilizado. Para colocar a sutura, é necessário um suporte de agulha, uma pinça serrilhada (Adson Brown), uma tesoura de sutura e material de sutura adequado. Todo o equipamento deve ser cuidadosamente verificado antes de o cirurgião calçar as luvas esterilizadas e aplicar um campo esterilizado. **Método de encerramento:** O conforto do doente é um fator importante na seleção de um método de encerramento que permita a fácil remoção da sutura ou que elimine completamente a necessidade de remoção da sutura.

Material de sutura:

Uma compreensão clara das propriedades dos materiais de sutura (absorção, estrutura, cor, memória e elasticidade) e das suas aplicações pode tornar a seleção de suturas uma tarefa menos assustadora. As suturas não absorvíveis são o material de sutura de eleição para fechar uma ferida cutânea facial. Para feridas nas mucosas, deve ser utilizado o cromo ou outro material absorvível. Se se previr que o doente não voltará para a remoção da sutura, ou se o doente for uma criança em que a remoção da sutura será provavelmente muito difícil, podem ser utilizadas suturas crómicas (material absorvível de eleição) para a pele facial. As suturas absorvíveis utilizadas para encerramentos subcutâneos e em bicamada não são normalmente removidas, mas sim "absorvidas"; perdem a sua resistência à tração no prazo de 60 dias. Devido à sua elevada suscetibilidade à infeção, as suturas absorvíveis só devem ser utilizadas em feridas limpas. [6,9]

As suturas não absorvíveis são utilizadas principalmente para o encerramento epidérmico da pele e são concebidas para serem removidas após 5 a 10 dias. Alguns tipos de suturas absorvíveis (por exemplo, catgut rapidamente absorvível) podem ser utilizados para o encerramento da pele em circunstâncias especiais, como quando um doente não pode regressar para a remoção da sutura devido a remoção ou falta de cooperação. [6,9]

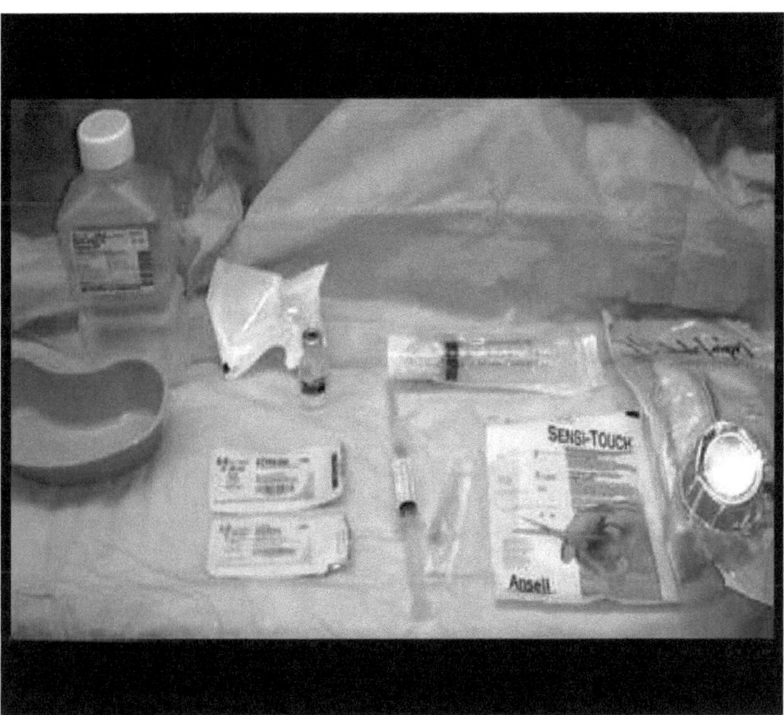

Figura 12: Tabuleiro de fissuras

COMPARAÇÃO DE MÉTODOS: Existem vários estudos que abordam a escolha do material de sutura e o método alternativo de encerramento da ferida.

ESTUDOS QUE COMPARAM MATERIAL DE SUTURA ABSORVÍVEL E NÃO ABSORVÍVEL:

"Os resultados cosméticos com suturas absorvíveis são semelhantes aos das suturas não absorvíveis"■[55-].

As suturas absorvíveis oferecem várias vantagens em relação às suturas não absorvíveis, incluindo a facilidade de aplicação, a redução da reatividade cutânea e o custo mais baixo. Num estudo prospetivo e aleatório, os investigadores compararam os dois tipos de sutura na reparação de lacerações faciais pediátricas agudas de 1 a 5 cm. Os doentes foram excluídos se as lacerações tivessem bordos irregulares, resultassem de mordeduras de mamíferos, estivessem contaminadas, tivessem ocorrido mais de 8 horas antes da apresentação ou pudessem ser reparadas com um adesivo tópico. Este estudo sugere que as suturas absorvíveis não requerem visitas adicionais para remoção, e o receio de que possam exacerbar a inflamação da ferida parece ser infundado.

Outro estudo controlado e aleatório do Canadá concluiu que a utilização de suturas de categute absorvíveis parece ser uma alternativa aceitável às suturas não absorvíveis na reparação de lacerações traumáticas em crianças, uma vez que o resultado cosmético a longo prazo parece ser pelo menos tão bom. Neste estudo, as suturas de tripa simples pareceram ter um efeito cosmético ligeiramente melhor. Para além disso, nenhum

Não foram encontradas diferenças na taxa de deiscência ou infeção entre os grupos. [52]

Outro ensaio aleatório controlado investigou o resultado cosmético a longo prazo de lesões faciais tratadas com suturas adesivas, absorvíveis e não absorvíveis. A hipótese deste estudo era a de que não existiam diferenças significativas entre estes métodos. Neste estudo, os doentes regressaram para avaliação cosmética após 9 a 12 meses. Dois médicos cegos avaliaram as cicatrizes. Cento e quarenta e cinco pacientes foram incluídos no estudo. Este estudo não encontrou diferenças clinicamente significativas no resultado cosmético aos 9 a 12 meses em pacientes com lacerações faciais fechadas com sutura de intestino rapidamente absorvível (RG), octyl cyanoacrylate (OC), ou sutura de nylon (NL), embora RG ou OC possam ser preferidos para evitar visitas de acompanhamento para remoção da sutura. [50]

FECHO DE CAMADA ÚNICA VERSUS FECHO DE CAMADA DUPLA:
Outro ponto de discórdia na reparação de laceração facial é o encerramento com uma ou duas camadas. Um ensaio aleatório controlado que comparou o encerramento de camada única com o encerramento de camada dupla concluiu que a adição de uma segunda camada

de suturas profundas a suturas percutâneas simples interrompidas na reparação de lacerações faciais simples, não formadas e curtas prolonga o encerramento da ferida e não afecta o resultado cosmético ou a largura da cicatriz. A colocação rotineira de suturas profundas em todas as lacerações faciais não parece justificar-se.MÉTODOS ALTERNATIVOS DE ENCERRAMENTO DE FERIDAS:

Existem vários métodos alternativos de encerramento de suturas, tais como adesivos, agrafos e fitas de esterilização. Foi efectuada uma vasta investigação sobre este tema, em especial sobre os adesivos de tecidos. Os defensores dos adesivos tecidulares recomendam os adesivos como o método de encerramento de feridas de eleição para as lesões faciais.

Foi compilada uma visão geral dos ensaios controlados aleatorizados que comparam o adesivo tecidular e o encerramento normal de feridas (SWC). [56,57,58]

Esta revisão fornece evidências de que os adesivos teciduais são uma alternativa aos SWC (suturas, agrafos, tiras adesivas) para o tratamento de lacerações traumáticas simples. De um modo geral, não foram encontradas diferenças significativas nos resultados cosméticos entre os adesivos tecidulares e as SWC nos períodos de avaliação indicados. Após 1 a 3 meses, o cianoacrilato de butilo foi significativamente favorecido em relação ao SWC numa análise de subgrupo. Os adesivos tecidulares reduziram significativamente o tempo até à conclusão do procedimento, a intensidade da dor e a taxa de eritema. No entanto, os dados mostraram que a taxa de deiscência aumentou significativamente com a utilização de adesivos tecidulares em comparação com a SWC. A baixa qualidade metodológica dos dados deve ser tida em conta aquando da interpretação dos resultados.

Duas outras revisões sistémicas concluíram que os adesivos tecidulares são uma alternativa aceitável às SWC para lacerações traumáticas simples. Não foram encontradas diferenças a nível da estética entre as AT e as CTS ou entre as diferentes AT. Os adesivos tecidulares oferecem a vantagem de um tempo de procedimento mais curto e menos dor em comparação com as SWC. Deve ser tida em conta uma taxa de deiscência ligeiramente superior com os adesivos tecidulares aquando da escolha do método de encerramento. [57,58]

TENDÊNCIAS NA REPARAÇÃO DE LESÕES FACIAIS:

Apesar de todos os estudos favorecerem métodos alternativos para o encerramento de lacerações faciais, a observação das tendências nos serviços de acidentes e de urgência revelou que o encerramento com sutura é o método mais utilizado para a reparação de lacerações faciais.

Foi realizado um inquérito por questionário aos clínicos superiores de 217 serviços de urgência do Reino Unido que admitem mais de 30 000 novos doentes por ano. A taxa de resposta foi de 76%. O método de encerramento preferido foi a sutura, com a maioria dos clínicos a preferir suturas não absorvíveis 6/0 ou 5/0. A utilização de um bloqueio nervoso regional foi considerada por um quarto dos médicos e a utilização de um vasoconstritor de adrenalina por um terço. A taxa de encaminhamento variou entre 5% e 77% para feridas mais complexas. Os serviços de ortodontia foram preferidos por 51% dos inquiridos; apenas 28% afirmaram que era possível fazer uma referenciação local, sendo o tempo médio de viagem para tratamento de 16 milhas. Até 30% dos médicos consideraram a possibilidade de prescrever antibióticos após o encerramento da ferida, sendo a flucloxacilina e o co-amoxiclav os mais frequentemente sugeridos. As taxas de revisão de acidentes e emergências variaram entre 16% e 45%, sendo que a maioria das feridas foi encaminhada para o médico de família ou não foi sugerida qualquer revisão formal. . [59]

Colocação da sutura na face:

Por razões estéticas, as suturas no rosto devem ser colocadas ligeiramente mais próximas do que o normalmente recomendado. As suturas devem ser colocadas a 1-2 mm da borda da pele e a 3 mm de distância para obter um melhor alinhamento dos tecidos. Se estiverem disponíveis lupas, estas ajudarão a melhorar o alinhamento dos tecidos, uma vez que a ampliação permitirá uma colocação mais exacta das suturas. A maioria das lacerações faciais pode ser fechada numa só camada. As excepções são as feridas profundas. A maioria das lacerações são fechadas com suturas interrompidas. [60] PROFILAXIA DO TÉTANO:
A profilaxia do tétano é obrigatória para todos os doentes.

I) INSTRUÇÕES APÓS A REPARAÇÃO:
Após a sutura, os doentes devem ser informados sobre os cuidados a ter após a sutura.
1. As lesões na face provocam inchaço dos tecidos. Avisar o doente de que a face ficará inchada durante vários dias após a lesão. Para minimizar o inchaço, o doente deve ser instruído a manter a cabeça sempre elevada. Ao deitar-se, deve colocar uma almofada extra (ou um lençol dobrado) debaixo da cabeça.

J) REMOÇÃO DE COSTURAS:
O momento da remoção da sutura depende em grande medida da localização da ferida. As suturas faciais devem ser removidas no prazo de 5 dias para evitar a formação de cicatrizes. [46,47] **COMPLICAÇÕES NO TRATAMENTO DE LACERAÇÕES FACIAIS:**
As complicações precoces da reparação de uma laceração incluem a infeção e a

deiscência da ferida. Se a possibilidade de ocorrência destas complicações for um problema aquando da
 reparação primária, deve ser organizado um acompanhamento precoce com um controlo da ferida em 24 a 48 horas. Outras complicações incluem a retenção de um corpo estranho, lesões de estruturas profundas não reconhecidas e cicatrizes.

Figura 13: Suturas no rosto em comparação com outras partes do corpo. As suturas no rosto devem estar a 1-2 mm dos bordos da pele e espaçadas aproximadamente 2-3 mm[51].

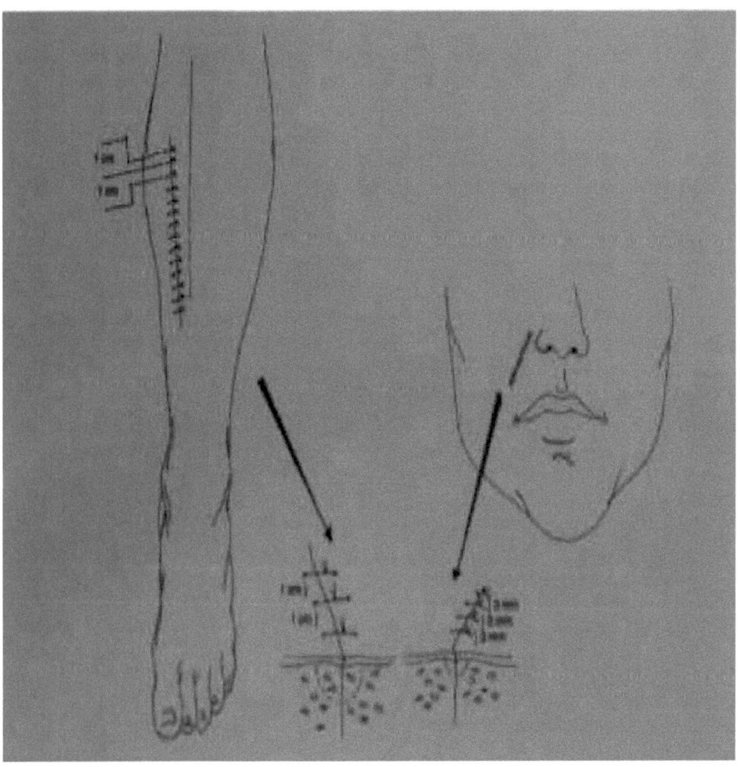

SCAR:

Todo o trabalho que tem sido feito sobre lesões faciais centra-se no resultado cosmético, ou seja, a cicatriz. Ninguém gosta de cicatrizes faciais, mas as cicatrizes cutâneas são o resultado normal e inevitável da reparação dos tecidos nos mamíferos. As cicatrizes cutâneas abrangem um vasto espetro de fenótipos clínicos que vão desde linhas finas normais a cicatrizes anormais extensas, atróficas, hipertróficas e quelóides, bem como contraturas cicatriciais. As cicatrizes anormais podem causar sintomas desagradáveis e podem ser esteticamente perturbadoras, desfigurantes e prejudiciais do ponto de vista psicossocial e funcional. [63,64]Apesar de os meios de comunicação social afirmarem o contrário, ainda não é possível fazer desaparecer as cicatrizes. Muitos doentes chegam às clínicas de cirurgia plástica com expectativas irrealistas. Muito tem sido feito para minimizar as cicatrizes. Por vezes o cirurgião está satisfeito e o doente queixa-se, outras vezes o cirurgião não está satisfeito e o doente fica satisfeito. Este debate exige uma normalização, o que levou à invenção de sistemas de classificação de cicatrizes. As cicatrizes são o ponto final do processo normal de reparação de tecidos nos mamíferos. O ponto final ideal seria a regeneração completa, em que o novo tecido tem as mesmas propriedades estruturais, estéticas e funcionais que a pele original, não lesionada. [6365]A cicatrização da pele sem cicatrizes ocorre nos primeiros embriões de mamíferos e a regeneração completa nos vertebrados inferiores, como as salamandras e os invertebrados. [63,65,67] A cicatrização de feridas está evolutivamente optimizada para uma cicatrização rápida em condições de sujidade, em que uma resposta inflamatória rápida, compensatória e redundante, com cascatas de citocinas e inflamatórias que se sobrepõem, permite uma cicatrização rápida das feridas para evitar infecções e futuras lesões. Uma cicatriz pode, portanto, ser o preço que pagamos pela nossa sobrevivência evolutiva após uma ferida, e existem diferenças quantitativas e qualitativas consideráveis no potencial de cicatrização entre indivíduos e mesmo dentro da mesma pessoa. Normalmente, a cicatrização é mais fraca nas áreas deltoide e esternal e melhor nos tecidos intra-orais devido a diferenças biológicas e mecânicas entre estas áreas. As lesões em adolescentes e adultos jovens resultam geralmente numa cicatrização mais pobre do que lesões semelhantes em pessoas mais velhas, devido ao perfil inflamatório e de citocinas alterado das feridas em pessoas mais velhas, que em muitos aspectos se assemelham às do embrião inicial. [63,68,69]As pessoas com pele pigmentada são mais propensas a ter cicatrizes cutâneas graves do que as pessoas brancas. FACTORES QUE DEFINEM O ASPECTO DAS CICATRIZES

Pior: zona do esterno, zona do deltoide
Melhor: intra-oral
Relação com as linhas de tensão da pele relaxada:

As incisões que correm paralelamente às linhas de tensão da pele relaxada resultam em cicatrizes melhores do que as que não correm paralelamente a estas linhas.
Limpo ou contaminado:
Uma laceração linear limpa resulta numa cicatriz melhor do que uma laceração contaminada, que resulta numa cicatriz feia e inaceitável.
Abordagem correcta dos bordos da ferida:
A aproximação correcta dos bordos da ferida contribui para a epitelização e a cicatriz resultante é cosmeticamente melhor.

Tempo de fecho e remoção da sutura:
A reparação precoce das lacerações conduz a um melhor resultado cosmético. Em geral, as lacerações devem ser suturadas no prazo de 6 horas, mas felizmente, devido ao bom fornecimento de sangue à face, as lacerações faciais podem ser suturadas no prazo de 24 horas sem qualquer impacto negativo no resultado cosmético. O momento da remoção da sutura também desempenha um papel importante no resultado, e uma remoção precoce conduz a melhores resultados. [th] Na face, os pontos são normalmente removidos no 5º dia de pós-operatório, havendo mesmo quem defenda uma remoção mais precoce. . [47]

Método de reparação:
É a parte mais estudada da reparação de laceração facial e descrevemos em pormenor vários métodos, tais como suturas, fitas esterilizadas, adesivos de tecido e agrafos, com referências a estudos internacionais. Procurámos estudos locais, mas infelizmente ainda não foi realizado nenhum estudo sobre este tema.

Factores raciais: Os brancos são superiores aos negros e asiáticos em termos de cicatrizes, uma vez que os estudos mostram que os negros e asiáticos tendem a desenvolver cicatrizes hipertróficas.

Comorbidades:
A diabetes mellitus, a vasculite e a desnutrição prejudicam a cicatrização das feridas, afectando assim o resultado cosmético.

Tabela: 4 factores que influenciam o aspeto da cicatriz

1.	Site of laceration
2.	relation to relaxed skin tension lines
3.	Clean or contaminated
4.	Proper approximation of wound edges
5.	Timing of closure and suture removal
6.	Method of repair
7.	Racial factors
8.	Comorbids

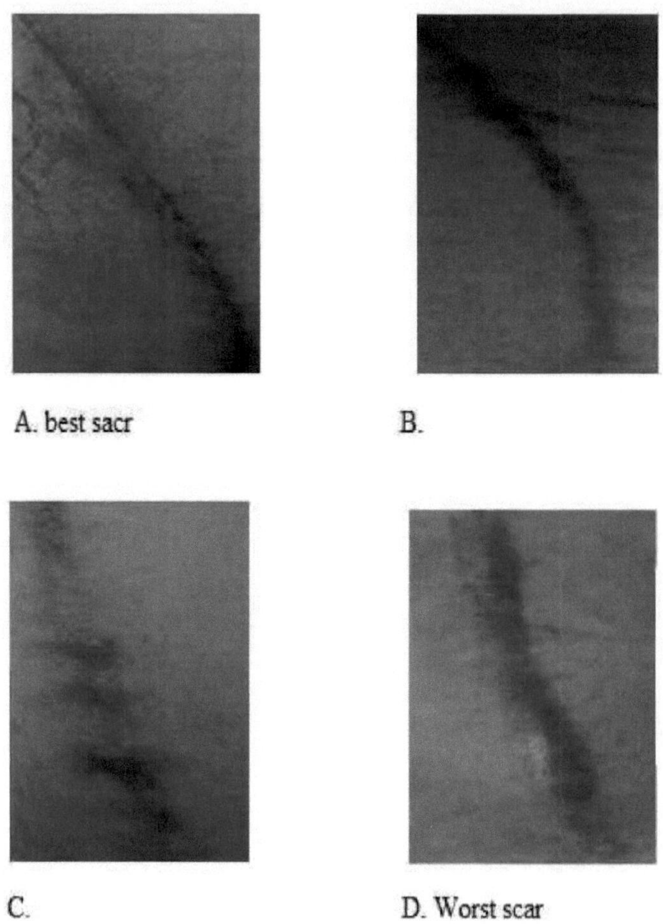

Figura 14: Cicatrizes

AVALIAÇÃO DAS CICATRIZES:

A reparação do tecido cutâneo pode resultar num vasto espetro de tipos de cicatrizes, desde uma linha fina a uma variedade de cicatrizes anormais e patológicas, com consequências funcionais, cosméticas e psicológicas. [70]

Uma avaliação exaustiva da cicatriz deve abranger três dimensões diferentes:

(a) Características físicas

(b) Aspeto cosmético

(c) Os sintomas do doente

(a) Características físicas:

Estas incluem a espessura, a altura, o contorno, o relevo, a irregularidade, a superfície, a flexibilidade, a textura e a rigidez.

(b)Aspeto:

As cicatrizes podem ser desfigurantes e esteticamente desagradáveis, e o aspeto final da cicatriz é o mais importante para os doentes. Uma restauração inadequada da cor e outros defeitos cosméticos podem levar a uma aparência desagradável e resultar em consequências psicossociais, como ansiedade, depressão, reacções de stress pós-traumático, perda de autoestima e estigmatização. A cor da cicatriz é determinada pela vascularização e pigmentação da pele e pode ser influenciada pelo tempo decorrido desde a reparação. A pigmentação é a coloração acastanhada da cicatriz devido ao pigmento (melanina). A cor da cicatriz é geralmente avaliada de forma subjectiva.[63,71,72]

Os defeitos cosméticos podem ser física e psicologicamente perturbadores para os doentes. A desfiguração das cicatrizes é uma das consequências mais desfigurantes, especialmente na pele exposta, como o rosto. Outros factores a considerar são a presença de uma superfície brilhante e/ou a eclosão de suturas ou agrafos anteriores. Os defeitos cosméticos são normalmente avaliados através de escalas de classificação por inspeção visual.

(c) Os sintomas do doente:

A dor e a comichão são os sintomas mais comuns da cicatrização. No entanto, não existem estudos prospectivos a longo prazo que documentem a sua evolução e extensão. A descrição mais comum da dor relacionada com a cicatriz é "sensível". Dor aguda, aguda, dolorosa e intensa são outros termos frequentemente mencionados pelos doentes. As pessoas que foram operadas e que sofreram uma síndrome de stress pós-traumático precoce têm maior probabilidade de sofrer de prurido prolongado que pode durar até 2 anos. Estes sintomas são geralmente avaliados utilizando escalas visuais analógicas, escalas de classificação numérica ou escalas de Likert[63-].

SISTEMAS PARA A AVALIAÇÃO DE CICATRIZES:

A cicatrização de feridas na pele humana adulta resulta em cicatrizes de vários graus, variando clinicamente desde cicatrizes finas e assintomáticas até cicatrizes hipertróficas e quelóides problemáticas que podem limitar a função e o crescimento futuro. Atualmente, não existe um bom método objetivo para a avaliação clínica das cicatrizes, o que é problemático para a avaliação das medidas de prevenção ou tratamento das cicatrizes. Há também uma falta de correlações histológicas do que consideramos ser cicatrizes clínicas boas e más.[3]

A gravidade das cicatrizes é frequentemente avaliada a olho nu, mas também pode ser avaliada quantitativamente utilizando um guia de avaliação de cicatrizes, como a Escala de Cicatrizes de Vancouver ou o Formulário de Cicatrizes de Manchester. A localização anatómica exacta das cicatrizes, o seu número e tamanho por local, bem como uma descrição dos seus bordos, superfície, cor e textura são registados. A partir daí, é determinada uma pontuação, sendo que quanto melhor for a cicatriz, mais baixa é a pontuação. Uma fotografia a cores normalizada da lesão cicatricial em cada consulta serve de referência para avaliar a eficácia do tratamento, uma vez que as alterações só ocorrem lentamente.

1. Escala de cicatrizes de Vancouver:

Desenvolvida em 1990, a Vancouver **Scar Scale** VSS (também conhecida como Burn Scar Index) é a escala de pontuação mais comummente utilizada para cicatrizes. São avaliadas quatro características físicas: Altura, flexibilidade, vascularização e pigmentação. Cada variável inclui subescalas graduadas que são somadas para obter uma pontuação total entre 0 e 13, sendo 0 a pele normal. Cada subescala é definida não só por uma pontuação numérica, mas também por descritores para aumentar a possibilidade de pontuação objetiva e facilitar o processo de formação dos observadores. Os descritores das subescalas e a distribuição da pontuação foram ligeiramente modificados por outros autores, muitas vezes sem uma explicação para as alterações ou uma reavaliação das características psicométricas da escala.[74,75,76] Embora a literatura sobre a VSS se concentre predominantemente em cicatrizes de queimaduras, a escala também foi recentemente validada para a avaliação de cicatrizes pós-operatórias e produziu resultados comparáveis. Em duas coortes de mulheres com cicatrizes lineares devidas a cirurgia de cancro da mama, os resultados revelaram uma consistência interna aceitável, mas uma fiabilidade interavaliadores fraca a moderada. Verificou-se também que a escala não fornecia informações clinicamente úteis sobre os sintomas e a perspetiva das pacientes. Para ultrapassar este último problema, Nedelec et al[76] acrescentaram duas escalas visuais analógicas (0-10 pontos) para avaliar o prurido e a dor, mas este instrumento adicional não foi validado.

2. Escala de cicatrizes de Manchester:

A **Escala de Cicatrizes de Manchester** (MSS) é composta por seis elementos: contorno, textura, cor, distorção, superfície brilhante e a opinião geral do doente.[73] A cada um dos quatro primeiros parâmetros é atribuída uma pontuação de 1 a 4. É registado se a cicatriz é mate ou brilhante (1 ou 2 pontos respetivamente) e a opinião geral do doente é medida numa escala visual analógica (EVA) de 0-10. A pontuação total é a soma dos seis itens; pontuações mais elevadas indicam cicatrizes piores. A fiabilidade inter-avaliadores para a pontuação total é boa. Foi encontrada uma correlação elevada entre a MSS e a avaliação histológica global das amostras de cicatrizes[73]: A pontuação total resulta de diferentes níveis de escala (quantitativa, semi-quantitativa e qualitativa) e de diferentes avaliadores (observador e doente).

3. Escala para a avaliação de cicatrizes por doentes e observadores:

A **Patient and Observer Scar Assessment Scale** (POSAS) é uma nova e promissora ferramenta de avaliação de cicatrizes que inclui avaliações do observador e do doente. Consiste em duas escalas diferentes: a Observer Scar Assessment Scale (OSAS) e a Patient Scar Assessment System (PSAS).[77,78]

As cinco variáveis avaliadas na versão original do OSAS foram: Espessura, Alívio, Flexibilidade, Vascularização e Pigmentação. Numa versão modificada, foi acrescentado um item adicional (área) depois de uma análise de regressão linear ter demonstrado que a opinião do observador era mais fortemente influenciada pelo tamanho da área da cicatriz. Além disso, foram acrescentados adjetivos ao lado do sistema de pontuação para melhor descrever cada item. O PSAS é composto por seis itens: dor relacionada com a cicatriz, comichão, cor, rigidez, espessura e irregularidade. Cada item do POSAS tem um sistema de pontuação de 10 pontos, em que 1 representa uma pele normal e 10 representa a pior cicatriz ou sensação imaginável: Estes itens são somados para obter uma pontuação total entre 6 e 60 para cada escala. Para além da pontuação do POSAS, tanto o observador como o paciente dão a sua própria avaliação global do aspeto da cicatriz numa escala de 10 pontos. Ambas as versões do POSAS (a original e a modificada) foram recentemente validadas para utilização em cicatrizes lineares. Nos dois estudos, verificou-se que tanto o OSAS como o PSAS tinham uma boa consistência interna.[79,80] Também foi encontrada uma correlação significativa entre o VSS e a SAOS (todos os valores de p 50,001). O sistema de pontuação numérica de 10 pontos do POSAS parece permitir uma avaliação muito flexível, mas os sistemas de pontuação alternativos nunca foram analisados comparativamente.

4. Escala de avaliação de cicatrizes de Stony Brook:

A **Escala de Avaliação de Cicatrizes de Stony Brook** (SBSES) é uma nova escala que consiste em cinco categorias dicotómicas, igualmente ponderadas. As cicatrizes são pontuadas de 0 a 1 se forem mais largas do que 2 mm em qualquer ponto, se tiverem uma cicatriz elevada (ou deprimida), se forem mais escuras do que a pele circundante, se tiverem hachuras ou agrafos, ou se tiverem um aspeto globalmente mau. A pontuação total é então calculada através da soma das pontuações dos elementos individuais da escala, que varia entre 0 (pior) e 5 (melhor). A concordância entre observadores é boa para a pontuação total, moderada a substancial para o aspeto geral, substancial para a largura, altura e coloração e substancial a excelente para a eclosão. A SBSES tem uma correlaçao elevada com uma escala visual analógica para medir o aspeto cosmético geral. Um artigo de revisão sobre escalas de cicatrizes concluiu que a VSS é o sistema mais utilizado, mas a POSAS parece ser a escala mais abrangente. [63]

Avaliação e classificação através da escala visual analógica (EVA):

Não existe uma metodologia normalizada no domínio da avaliação de cicatrizes. A defesa da EVA pôs em causa o VSS e o MSS, uma vez que uma análise grosseira dos diferentes componentes de cada caraterística cicatricial, como parte da pontuação nestes dois sistemas, significa que muitas cicatrizes muito diferentes podem cair na mesma categoria ou obter a mesma pontuação. Por exemplo, uma cicatriz vermelha, plana, lisa e hiperpigmentada pode ter a mesma pontuação que uma cicatriz rosa, levemente elevada, frouxa e hipopigmentada na Escala de Cicatrizes de Vancouver. Esta divisão rudimentar das categorias individuais e a natureza subjectiva da avaliação aumentam a probabilidade de cicatrizes diferentes serem classificadas no mesmo grupo, uma vez que dependem da sensibilidade quantitativa dos avaliadores para reconhecer as diferenças.

Numa tentativa de desenvolver um instrumento mais sensível, os investigadores utilizaram a escala visual analógica juntamente com a classificação das cicatrizes num estudo clínico para investigar o efeito de melhoria das cicatrizes do fator de crescimento transformador B. Neste estudo, foram feitas duas incisões de 1 cm no interior da parte superior do braço de voluntários saudáveis, nos mesmos locais anatómicos. Estas foram depois fotografadas em condições normais e avaliadas clinicamente todos os meses durante 12 meses. Um painel externo de leigos avaliou então as fotografias utilizando a escala visual analógica e o método de classificação das cicatrizes. Isto permitiu investigar as características-chave de fiabilidade, consistência, exequibilidade e validade e clarificar a questão da sensibilidade deste método de avaliação de cicatrizes. Foi demonstrado que este método cumpre as normas exigidas de consistência, fiabilidade, validade e

Scar characteristic	Score	Description
Pigmentation	0	Normal color that closely resembles the color over the rest of one's body
	1	Hypopigmentation
	2	Hyperpigmentation
Vascularity	0	Normal color that closely resembles the color over the rest of one's body
	1	Pink
	2	Red
	3	Purple
Pliability	0	Normal
	1	Supple: flexible with minimal resistance
	2	Yielding: giving way to pressure
	3	Firm: inflexible, not easily moved, resistant to manual pressure
	4	Banding: rope-like tissue that blanches with extension of the scar
	5	Contracture: permanent shortening of scar producing deformity or distortion
Height	0	Normal: flat
	1	52 mm
	2	55 mm
	3	45 mm

Tabela 5: Escala de cicatrizes de Vancouver

A	**Color** (compare with surrounding normal skin)	
	Perfect	1
	Slight mismatch	2
	Obvious mismatch	3
	Gross mismatch	4
B	**Matte (1) / shiny (2)**	
C	**Contour**	
	Flush with surrounding skin	1
	Slightly proud/ indented	2
	Hypertrophic	3
	keloid	4
D	**Distortion**	
	None	1
	Mild	2
	Moderate	3
	Severe	4
E	**Texture**	
	Normal	1
	Just palpable	2
	Firm	3
	Hard	4

Tabela 6: Escala de Cicatrizes de Manchester

Scar category	Points
Width	
2 mm	0
2 mm	1
Height	
Elevated or depressed in relation to surrounding skin	0
Flat	1
Color	
Darker than surrounding skin (red, purple, brown or black)	0
Same color or lighter than surrounding skin	1
Hatch marks or suture marks	
Present	0
Absent	1
Overall appearance	
Poor	0
Good	1

Tabela 7: A escala de classificação de cicatrizes de Stony Brook.

OBJECTIVOS:

Para determinação

- Resultado cosmético de lacerações faciais superficiais fechadas com uma sutura monofilamentar não absorvível de camada única, utilizando o formulário de avaliação de cicatrizes de Manchester.
- Tempo necessário para a conclusão
- Taxa de infeção e deiscência

DEFINIÇÕES OPERACIONAIS

Laceração facial: laceração na zona que vai da testa ao queixo e do trago de uma orelha à outra.

Tempo de fecho: desde a remoção do material de sutura da embalagem até ao fecho completo da camada exterior da pele.

Fecho de camada única: Fecho da ferida com uma única camada de material de sutura monofilamento 6.0 interrompido e não absorvível.

Infeção: com sinais clínicos de inflamação; calor, rubor, palidez, dor e corrimento.

Deiscência: interrupção completa ou parcial de uma ou de todas as camadas da ferida cirúrgica.

O resultado **cosmético** é determinado por uma avaliação da cicatriz após três meses, utilizando o formulário de avaliação de cicatrizes de Manchester. A pontuação global é calculada utilizando pontuações separadas para a cor, aparência, contorno, distorção e textura. Dividimos a pontuação total em duas categorias: satisfatória (pontuação 5-8) e menos satisfatória (pontuação 9 e superior).

MATERIAIS E MÉTODOS

LOCAL DO ESTUDO: Departamento de Acidentes e Emergências do Liaquat National Hospital Karachi

DESENHO DO ESTUDO: Série de casos

TAMANHO DA AMOSTRA: 70 pacientes com lacerações faciais

PROCESSO DE AMOSTRAGEM

Todos os doentes admitidos no serviço de urgência com uma laceração facial que preenchiam os critérios de inclusão foram incluídos neste estudo.

[thst]**DURAÇÃO DO ESTUDO:** De 14 de maio de 2009 a 31 de janeiro de 2010

CRITÉRIOS DE INCLUSÃO

- Grupo etário dos 18 aos 40 anos
- Laceração superficial
- Admissão no serviço de urgência nas 24 horas seguintes à lesão

CRITÉRIOS DE EXCLUSÃO

- Laceração profunda
- Apresentou-se na sala de emergência após 24 horas
- Ferimentos graves por sujidade/esmagamento/ mordeduras de animais
- Diabetes, doenças vasculares, tendência familiar para quelóides ou cicatrizes hipertróficas

PROCEDIMENTO DE RECOLHA DE DADOS

Todos os doentes admitidos no serviço de urgência do Liaquat National Hospital com uma laceração facial que preenchiam os critérios de inclusão foram incluídos e as lacerações foram fechadas com uma única camada de suturas simples interrompidas de polipropileno 6-0.

O procedimento foi explicado a cada doente elegível e foi obtido o consentimento informado. As lacerações foram avaliadas por um investigador com pelo menos 2 anos de experiência na
Sutura de lacerações faciais. O examinador mediu o tamanho e a forma da laceração, a sua posição e o seu alinhamento com a linha de tensão da pele relaxada. Todas as lacerações foram examinadas sob anestesia local e irrigadas com solução salina a 0,9%. O tempo de reparação foi calculado pelo investigador e começou com a remoção do material de sutura da sua embalagem e terminou quando a camada exterior da pele estava completamente fechada. Os pacientes foram avaliados após 5 dias para a remoção da sutura (o tempo recomendado para a remoção de suturas faciais é de 3 a 5 dias), infeção e deiscência, e após 3 meses para avaliação cosmética por um observador (um cirurgião plástico com 3 anos de experiência). Foram feitos todos os esforços para garantir a recolha de dados completos de todos os candidatos do estudo. Foi utilizado um formulário de avaliação de cicatrizes de Manchester para calcular a pontuação da cicatriz. Os dados foram recolhidos no formulário e analisados utilizando o SPSS versão 12.

PROCEDIMENTO DE ANÁLISE DE DADOS

Os dados foram analisados utilizando o SPSS 12.0 para Windows. As variáveis categóricas, como o género, a localização da ferida, o alinhamento da ferida e o resultado cosmético, foram apresentadas como percentagens. As variáveis contínuas, como a idade, o comprimento e a largura da ferida e o tempo necessário para o encerramento, foram apresentadas como médias com desvios padrão e intervalos de confiança de 95%. O resultado foi a aparência cosmética a longo prazo avaliada utilizando o Formulário de Avaliação de Cicatrizes de Manchester, o tempo necessário para o encerramento e a taxa de infeção e deiscência da ferida. Foi efectuada uma estratificação por idade, sexo, localização e tamanho da ferida para avaliar o impacto no resultado.

PROFORMA

NÚMERO DO PROCESSO:

GÉNERO:

IDADE:

CAUSA DA FERIDA:

MOMENTO DA LESÃO:

CARACTERÍSTICAS DA LACERAÇÃO:

    COMPRIMENTO:

    LARGURA:

    FORMA:

    ORIENTAÇÃO SOBRE AS LINHAS DE TENSÃO DA PELE RELAXADA:

    PARALELO: SIM/NÃO

    LOCALIZAÇÃO DA LACERAÇÃO:

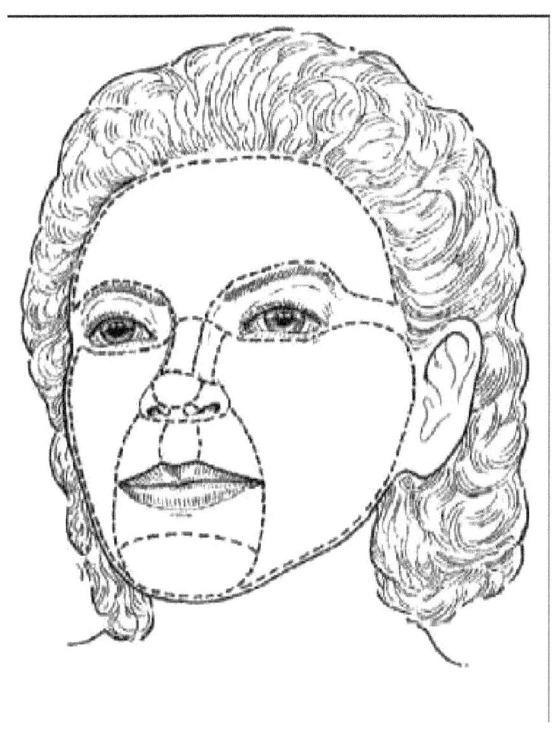

O TEMPO NECESSÁRIO PARA A CONCLUSÃO
(em minutos)
AVALIAÇÃO NO DIA 5 COM A REMOÇÃO DA SUTURA:
DEISCÊNCIA DE INFECÇÃO

VALOR DA CICATRIZ APÓS 03 MESES:
RESULTADO PRINCIPAL: SATISFATÓRIO MENOS SATISFATÓRIO

A	**Color** (compare with surrounding normal skin)	
	Perfect	1
	Slight mismatch	2
	Obvious mismatch	3
	Gross mismatch	4
B	**Matte (1) / shiny (2)**	
C	**Contour**	
	Flush with surrounding skin	1
	Slightly proud/ indented	2
	Hypertrophic	3
	keloid	4
D	**Distortion**	
	None	1
	Mild	2
	Moderate	3
	Severe	4
E	**Texture**	
	Normal	1
	Just palpable	2
	Firm	3
	Hard	4

Resultado principal: 5-8: Satisfatório **9-17:** Menos satisfatório

*Cor: comparação com a pele normal circundante

*Distensão: ligeira 1-2mm, moderada 3-4mm, pesada >4mm

RESULTADOS

Um total de 70 pacientes que se apresentaram ao departamento de emergência com uma laceração facial dentro de 24 horas após a lesão foram incluídos neste estudo, e as lacerações foram fechadas com uma única camada de suturas simples interrompidas de polipropileno 6-0. A maioria dos pacientes tinha entre 21 e 40 anos de idade, ou seja, 58 (82,8%), como mostra a Figura 15. A idade média dos pacientes foi de 27,74 ± 7,34 anos (IC95%: 25,99 a 29,49) e a duração média da lesão foi de 4,23 ± 2,36 horas (IC95%: 3,65 a 4,82).

Dos 70 doentes, 58 (82,9 %) eram do sexo masculino e 12 (17,1 %) do sexo feminino, como se pode ver na Figura 16. As características das lacerações dos pacientes em termos de comprimento, largura e forma também são mostradas na Tabela 9. A média do comprimento e da largura da laceração foi de 2,9±0,96cm (IC95%: 2,67-3,13) e 0,48±0,23cm (IC95%: 0,42-0,53), respetivamente. Em relação à forma, 78,6% eram lineares e 21,4% não lineares.

Os acidentes de viação foram as causas mais comuns de lesões observadas em 48 (68,6%) casos, seguidos de quedas (16, 22,9%), ferimentos com vidros (4, 5,7%), ser atingido por uma ventoinha (1, 1,43%) e agressão em apenas um caso (ver Figura 17). Da mesma forma, o queixo, a bochecha, os lábios e a sobrancelha foram as zonas mais frequentemente afectadas, que também se encontram listadas na Tabela 10.

O tempo de reparo foi calculado, iniciando-se com a retirada da sutura do pacote e terminando quando a camada externa da pele estava completamente fechada. O tempo médio necessário para o fechamento foi de 13,47 ± 3,96 minutos (IC95%: 15,1 a 14,3). Em 27 (38,6%) casos o fechamento foi realizado entre 11 e 15 minutos, em 21 (30%) casos entre 6 e 10 minutos, em 18 (25,7%) casos entre 16 e 22 minutos e em 4 (5,7%) casos em 5 minutos, como mostra a Figura 18.

Não foram observadas infecções e deiscências nos doentes. O resultado cosmético foi medido utilizando a pontuação de avaliação de cicatrizes de Manchester. Foi observado um resultado satisfatório (pontuação de cicatriz 5 a 8) em 64 (91,4%) doentes, enquanto 6 (8,6%) casos foram menos satisfatórios (pontuação de cicatriz 9 a 17).

O estado satisfatório das cicatrizes foi ligeiramente superior nos homens (93,1%) do que nas mulheres (83,3%), como se pode ver na Tabela 11. Da mesma forma, estes resultados cosméticos foram analisados por faixa etária, sendo que mais de 90% dos casos em todas as faixas etárias foram classificados como satisfatórios (Tabela 12). Um caso de agressão foi menos satisfatório e 5 (10,4%) casos de acidentes de viação foram menos satisfatórios, como mostra a Tabela 13.

Os resultados cosméticos menos satisfatórios foram observados em pacientes com lesões que duraram mais de 6 horas (ver Tabela 14). Os resultados cosméticos das lesões faciais superficiais em relação às características da lesão também são apresentados na Tabela 15.

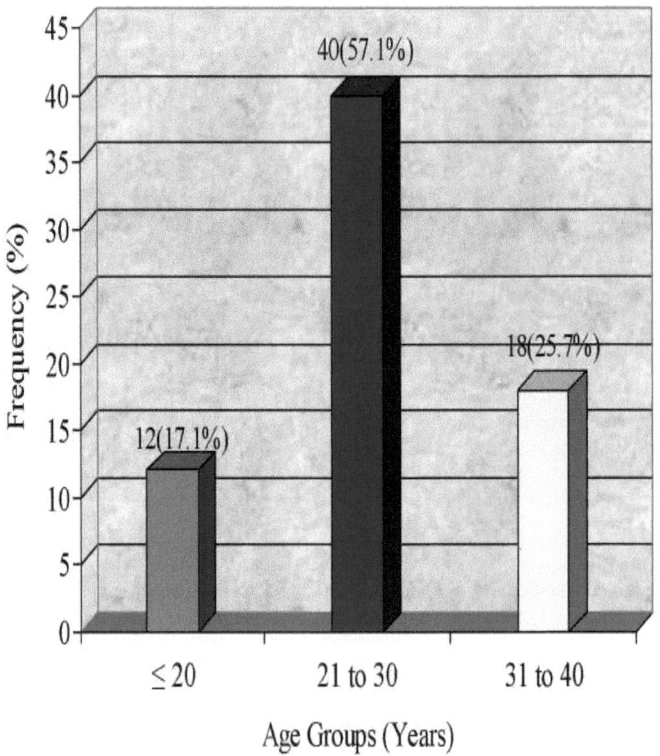

FIGURA 15
DISTRIBUIÇÃO ETÁRIA

Variables	Mean ± SD	95%CI	Median(IQR)	Max - Min
Age (Years)	27.74 ± 7.34	25.99 to 29.49	26.5(9)	40 – 16
Time of injury (hrs)	4.23 ± 2.36	3.65 to 4.82	4(4)	12 - 1

QUADRO 8

ESTATÍSTICAS DESCRITIVAS DAS CARACTERÍSTICAS DOS PACIENTES
n=70

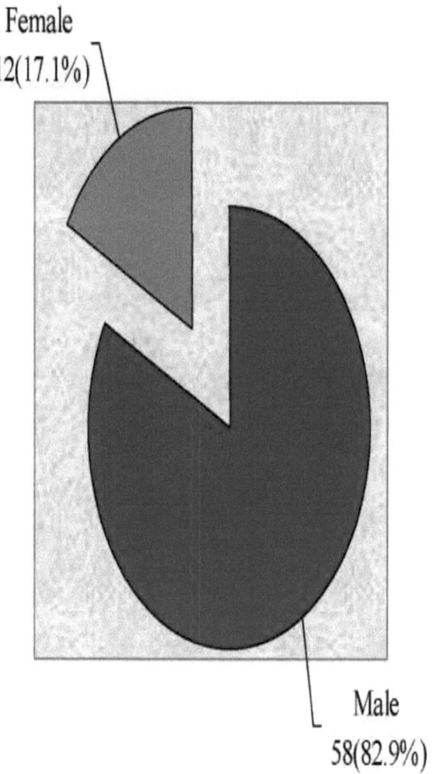

FIGURA 16
DISTRIBUIÇÃO POR GÉNERO

Characteristics of laceration	Frequency	Percentage
Length		
➢ 1.0 to 2.0 cm	21	30%
➢ 2.1 to 3.0 cm	29	41.4%
➢ 3.1 to 4.0 cm	14	20%
➢ 4.1 to 5.0 cm	06	8.6%
Mean ± SD (95%CI)	2.9±0.96 (95%CI: 2.67 to 3.13	
Width		
➢ ≤ 0.5 cm	59	84.3%
➢ > 0.5 cm	11	15.7%
Mean ± SD (95%CI)	0.48±0.23 (95%CI: 0.42 to 0.53)	
Shape		
➢ Linear	55	78.6%
➢ Non Linear	15	21.4%

TABLE 9
CARACTERÍSTICAS DA FORMAÇÃO DE FISSURAS

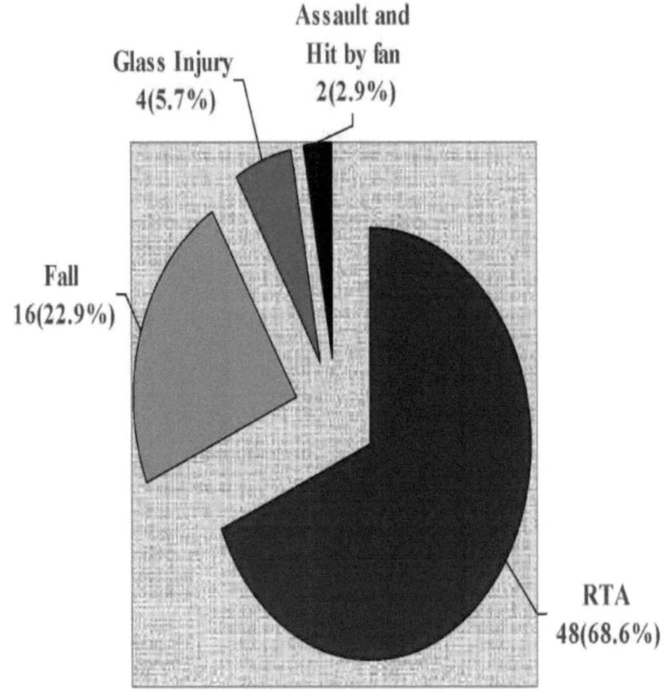

FIGURA 17

CAUSA DAS FERIDAS DOS PACIENTES
N=70

Location of laceration	Frequency	Percentage
Chin	16	22.9%
Cheek	11	15.7%
Lower and Upper Lip	11	15.7%
Eyebrow	10	11.4%
Infra Orbital	7	14.3%
Forehead	6	8.6%
Nose	5	7.1%
Upper Eyelid	3	4.3%
Lateral canthal area	1	1.4%

TABLE 10

LOCALIZAÇÃO DA LACERAÇÃO DOS PACIENTES
n=70

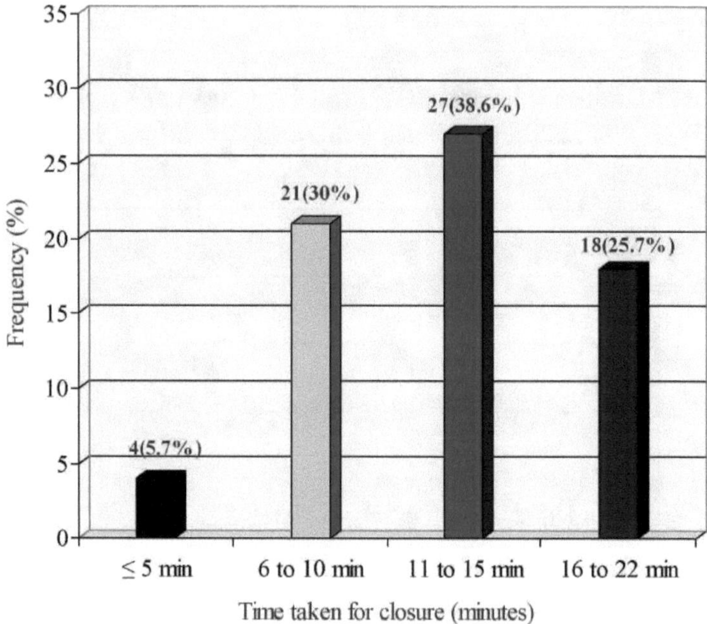

Mean ± SD = 13.47 ± 3.96 min (95%CI: 15.1 to 14.3)
Median (IQR) = 15(6) min
Minimum Time = 3 min
Maximum Time = 22 min

FIGURA 18

TEMPO DE CONCLUSÃO EM MINUTOS
n=70

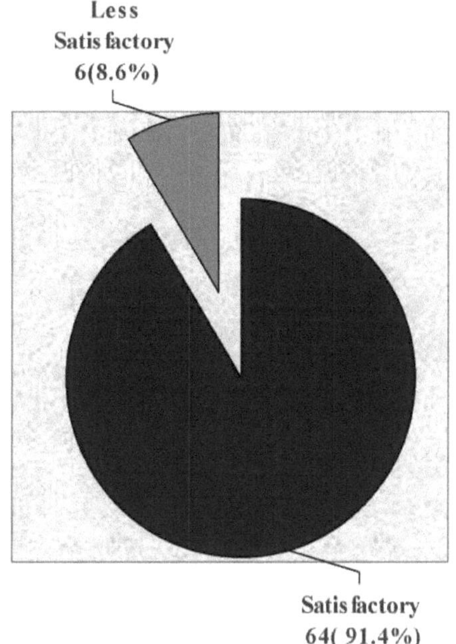

Scar Score At 3 Months.
Main Outcomes
5 to 8: Satisfactory
9 to 17: Less Satisfactory

FIGURA 19
RESULTADO COSMÉTICO DE LACERAÇÕES FACIAIS SUPERFICIAIS FECHADAS COM UMA ÚNICA CAMADA DE SUTURA DE MONOFILAMENTO NÃO ABSORVÍVEL

n=70

TABLE 11

Gender	n	Main Outcome	
		Less Satisfactory	Satisfactory
Female	12	2(16.7%)	10(83.3%)
Male	58	4(6.9%)	54(93.1%)

**RESULTADOS COSMÉTICOS PARA LESÕES FACIAIS SUPERFICIAIS
NO QUE DIZ RESPEITO AO GÉNERO**

RESULTADOS COSMÉTICOS PARA LESÕES FACIAIS SUPERFICIAIS
EM RELAÇÃO AOS GRUPOS ETÁRIOS

Age Groups	n	Main Outcome	
		Less Satisfactory	Satisfactory
≤ 20	12	1(8.3%)	11(91.7%)
21 to 30	40	4(10%)	36(90%)
31 to 40	18	1(5.6%)	17(94.4%)

QUADRO 13

RESULTADO COSMÉTICO DAS LESÕES FACIAIS SUPERFICIAIS

Causes	n	Main Outcome	
		Less Satisfactory	Satisfactory
Assault	1	1	-
Fall, Glass injury and hit by fan	21	-	21(100%)
RTA	48	5(10.4%)	43(89.6%)

EM FUNÇÃO DA CAUSA DA FERIDA

Time of Injury	n	Main Outcome	
		Less Satisfactory	Satisfactory
1 to 3 hrs	36	1(2.8%)	35(97.2%)
4 to 6 hrs	23	1(4.3%)	22(95.7%)
> 6 hrs	11	4(36.4%)	7(63.6%)

QUADRO 14
**RESULTADOS COSMÉTICOS PARA LESÕES FACIAIS SUPERFICIAIS
NO QUE RESPEITA AO MOMENTO DA LESÃO**

Characteristics of laceration	n	Less Satisfactory	Satisfactory
Length			
➢ 1.0 to 2.0 cm	21	1(4.8%)	20(95.2%)
➢ 2.1 to 3.0 cm	29	3(10.3%)	26(89.7%)
➢ 3.1 to 4.0 cm	14	2(14.3%)	12(85.7%)
➢ 4.1 to 5.0 cm	6	0(0%)	6(100%)
Width			
➢ ≤ 0.5 cm	59	5(8.5%)	54(91.5%)
➢ > 0.5 cm	11	1(9.1%)	10(90.9%)
Shape			
➢ Linear	55	2(3.6%)	53(96.4%)
➢ Non Linear	15	4(26.7%)	11(73.3%)
Orientation to relaxed skin tension lines: Parallel			
➢ **No**	**17**	4(23.5%)	13(76.5%)
➢ **Yes**	**53**	2(3.8%)	51(96.2%)

QUADRO 15

**RESULTADOS COSMÉTICOS DAS LESÕES FACIAIS SUPERFICIAIS
EM FUNÇÃO DAS CARACTERÍSTICAS DA
LACERAÇÃO**

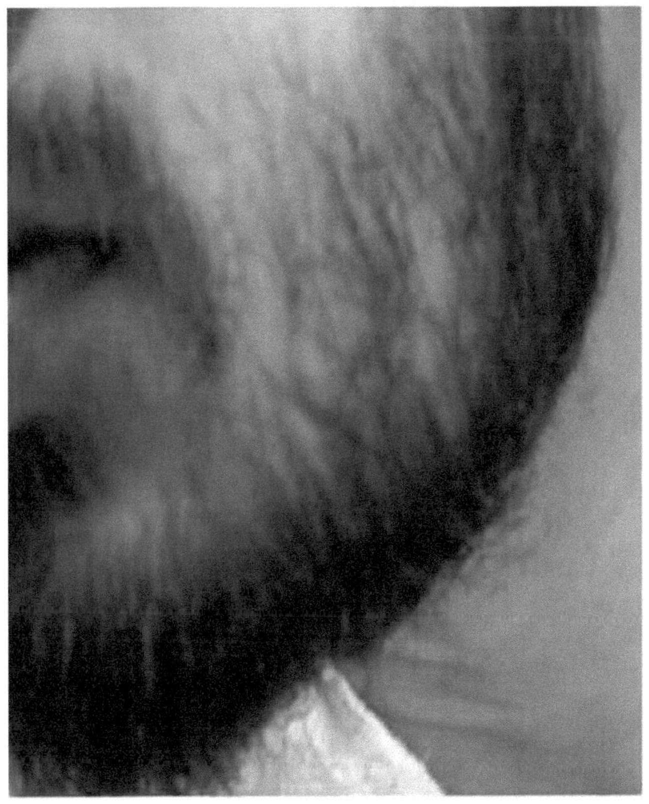

Figura 20: Cicatriz no sulco nasolabial após a remoção da sutura no dia 5

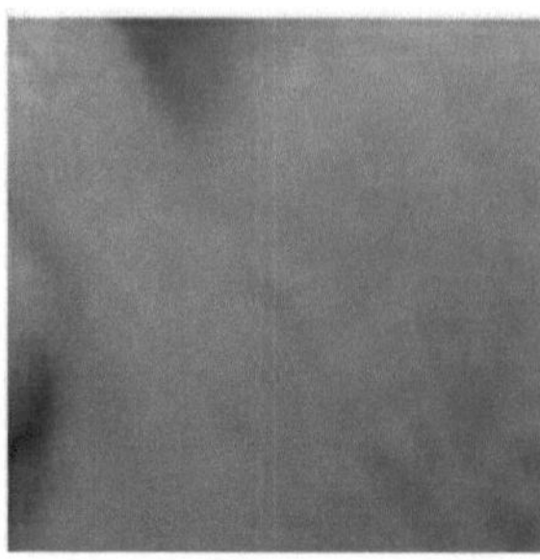

Figura 21: Cicatriz na bochecha após 3 meses

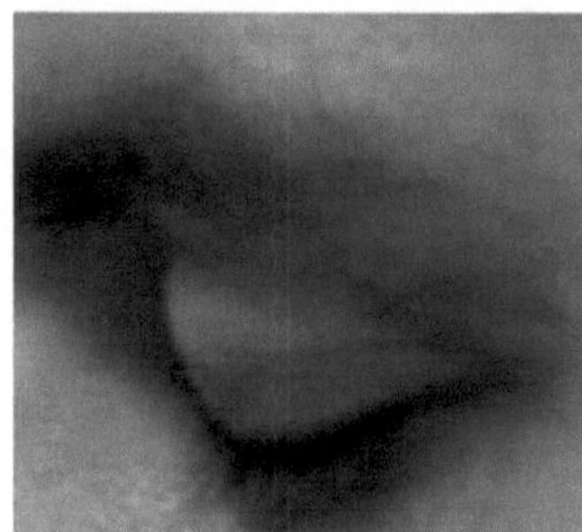

Figura 22: Cicatriz na zona do cantal lateral após 3 meses

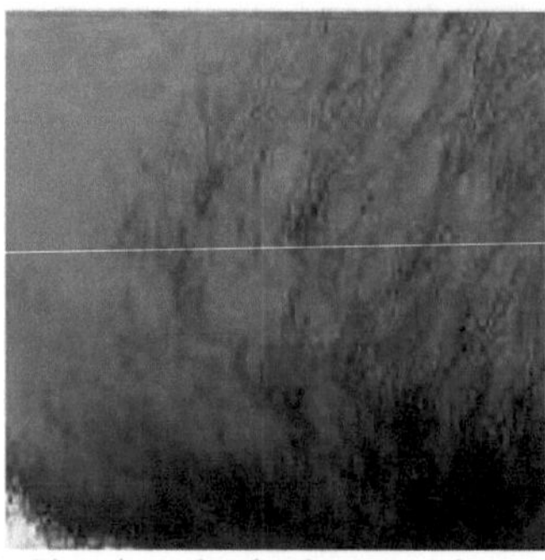

Figura 23: Cicatriz na bochecha esquerda após 3 meses

DISCUSSÃO:

A qualidade do tratamento das lacerações faciais agudas pode determinar se o doente recebe uma restauração estética e funcional ou uma cicatriz desfigurante com ou sem perda de função. O principal objetivo no tratamento das lacerações faciais é conseguir uma cicatriz funcional e esteticamente agradável. A melhor forma de o conseguir é através de uma avaliação e preparação adequadas da ferida, seguidas de um tratamento suave do tecido e de um encerramento cuidadoso da ferida. A aplicação correcta da técnica de cirurgia plástica é fundamental para se conseguir uma cicatriz minimamente visível ou pouco visível. No mundo atual, em que a ênfase na aparência pessoal aumentou significativamente, tanto os médicos de urgência como os cirurgiões que tratam os doentes devem estar familiarizados com os princípios e as técnicas da cirurgia dos tecidos moles faciais para evitar deformações estéticas subsequentes ou incapacidade funcional. A reparação de lacerações faciais não é uma tarefa difícil, mas uma reparação ideal combina delicadeza com tecido delicado, meticulosidade e vontade de despender tempo num encerramento preciso. A utilização de técnicas correctas pode evitar revisões de cicatrizes dispendiosas que nunca serão tão boas como a primeira reparação bem feita. Não existe um método único recomendado para a reparação de lacerações faciais e, apesar de vários estudos sobre a reparação com sutura e métodos alternativos de reparação de lacerações faciais, não foi encontrada qualquer diferença significativa entre todas as modalidades. Este facto sugere que os princípios gerais da reparação da laceração facial são mais importantes do que o método de reparação. Num estudo de 65 doentes que comparou o encerramento de camada única com o encerramento de camada dupla, os doentes foram aleatoriamente submetidos a um encerramento de camada única com uma única sutura interrompida de prolina 6/0 e a um encerramento de camada dupla com uma única sutura interrompida de prolina 6/0 mais uma camada dérmica profunda de sutura de poliglactina 5/0. As cicatrizes foram avaliadas após 90 dias e o autor concluiu que o encerramento de lacerações faciais menores não modeladoras com uma única camada foi mais rápido do que o encerramento com duas camadas. O resultado cosmético e a largura da cicatriz são semelhantes para feridas suturadas, independentemente de serem ou não utilizadas suturas dérmicas profundas. Muitos estudos que compararam o resultado cosmético das lacerações faciais com suturas absorvíveis, suturas não absorvíveis, adesivos de tecido e fitas esterilizadas concluíram que não existe uma diferença significativa no resultado cosmético em nenhum dos grupos. As fitas esterilizadas e os adesivos de tecido são boas técnicas, mas a sua aplicação exige conhecimentos especializados. As suturas não absorvíveis têm a vantagem de não ser necessário removê-las, mas, em geral, observámos uma reação inflamatória ligeiramente mais forte com estas suturas e são adequadas para a sutura intradérmica quando é necessário fechar feridas profundas. Na prática, temos visto pacientes com lacerações faciais que foram reparadas em alguns outros hospitais com suturas de seda 2/0 que não estavam bem aproximadas e tinham uma grande distância das bordas da pele. Apesar do tempo e dos recursos envolvidos, os resultados não são bons e esses doentes têm de voltar a suturar ou ficam com uma cicatriz feia mais tarde. Em segundo lugar, os doentes com lacerações faciais só são encaminhados para o nosso hospital porque não existem cirurgiões plásticos na maioria dos hospitais. Com pequenas alterações na prática e nos custos, o resultado cosmético pode ser melhorado mesmo em hospitais onde não existem especialistas em cirurgia plástica. O encerramento de lacerações com prolina não absorvível é simples e é efectuado por médicos e técnicos de emergência na maioria dos estabelecimentos em todo o mundo. Apenas 16% das lacerações faciais são reparadas por cirurgiões plásticos. [59]

No nosso estudo, reparámos 70 lacerações superficiais apresentadas no serviço de urgência no prazo de 24 horas com uma sutura de prolina 6/0 de camada única, e a maioria dos nossos doentes (91,4%) obteve um resultado satisfatório com resultados cosméticos aceitáveis. Limitámos o grupo etário aos 18 a 40 anos, uma vez que os jovens estão mais preocupados com as cicatrizes. Destes pacientes, 57,1% tinham entre 21 e 30 anos, sugerindo que os mais jovens são mais propensos a traumas. Não há diferença significativa nos resultados estéticos entre as faixas etárias. No nosso estudo, 58 (82,9%) dos doentes eram do sexo masculino e 12 (17,1%) do sexo feminino, o que sugere que as mulheres são menos propensas a lacerações porque estão menos expostas ao mundo exterior e, consequentemente, ao trauma na nossa sociedade. A etiologia mais frequente no nosso estudo foi o acidente de viação (68,6%), seguido da queda (22,9%), sendo os resultados mais satisfatórios no grupo das quedas (100%) do que no grupo dos ATR (89,6%), o que poderá dever-se ao facto de os doentes com história de quedas terem menor probabilidade de serem contaminados. Apenas nos doentes com antecedentes de lesões corporais o resultado foi menos satisfatório. O queixo foi afetado em 22,9% dos pacientes, seguido da bochecha e dos lábios com 15,7% cada. No total, 54,3% das lacerações afectaram a face inferior.

41,4 % das lacerações tinham 2 a 3 cm de comprimento, 84,3 % tinham 0,5 cm ou menos de 0,5 cm de largura e 78,6 % eram lineares.

36 doentes apresentaram-se no prazo de 3 horas após a lesão, dos quais 35 doentes (97,2%) obtiveram um resultado satisfatório. 23 doentes foram apresentados entre 3 e 6 horas após a lesão e obtiveram um resultado satisfatório de 95,7%, enquanto 11 doentes foram apresentados após 6 horas e 7 doentes (63,6%) obtiveram um resultado satisfatório. Isto indica que a reparação de lacerações no prazo de 6 horas proporciona o melhor resultado.

JP Shepherd, um cirurgião maxilofacial, concluiu num dos seus trabalhos sobre a avaliação da reparação de lacerações faciais que ainda não existe uma sutura ideal para o encerramento da pele. As suturas devem ser fáceis de manusear e permitir um encerramento eficaz da ferida. A co-adaptação segura e óptima da pele e do bordo da ferida resulta numa reação mínima dos tecidos, na cicatrização primária da ferida e, por conseguinte, numa cicatriz mínima, especialmente se a infeção for evitada. [58]

[42]
]Brown et all [- resume num artigo sobre o tratamento avançado de lacerações que a maioria das lacerações faciais e das pontas dos dedos pode ser tratada por um médico de urgência.

Na maioria dos estudos sobre lacerações faciais, a taxa de infeção e de deiscência é muito baixa, mas a aparência cosmética a longo prazo é mais importante para os doentes e para os médicos, pelo que, ao contrário de muitos estudos em que a taxa de infeção é utilizada como resultado primário, nós concentramo-nos no resultado cosmético.

Num estudo realizado por Singer A. J.[6], o tempo médio necessário para reparar lacerações faciais com uma camada foi de 14,7 minutos, a taxa de infeção e deiscência foi zero e o valor ótimo da cicatriz foi 6.

O nosso estudo mostra que o encerramento de camada única é tão eficaz como qualquer outra técnica moderna para obter uma cicatriz cosmeticamente agradável. No nosso estudo, a pontuação óptima da cicatriz e o resultado final da cicatriz são comparáveis a estudos internacionais, e também não há infeção da ferida nem deiscência, o que também é comparável a estudos internacionais em que se obtêm quase os mesmos resultados com o encerramento com sutura de lacerações faciais em comparação com outros métodos. A nível internacional, existem poucos trabalhos sobre a população adulta, ao passo que estão a ser realizados mais trabalhos sobre lacerações pediátricas, onde a ênfase tende a ser colocada em suturas não absorvíveis, uma vez que a remoção da sutura é problemática em crianças. Infelizmente, ainda não realizámos um estudo local sobre este tema.

O nosso estudo tem algumas limitações que precisam de ser discutidas. Apresentámos séries de casos e comparámo-las com resultados internacionais. Não efectuámos a nossa própria comparação entre as diferentes modalidades. No entanto, uma vez que este é o primeiro estudo do género, é possível que possamos realizar mais trabalhos na nossa instituição. Como realizámos o nosso estudo numa única instituição, não podemos comparar os resultados com os de outras instituições, a menos que realizemos um estudo em vários centros ou que o mesmo estudo seja repetido noutras instituições. No nosso estudo, realizámos uma avaliação da cicatriz ao fim de três meses, sendo este momento também um tema de discussão. Embora os estudos sugiram que o aspeto cosmético das cicatrizes aos três meses prediz de forma fiável o resultado ao fim de um ano, um estudo encontrou diferenças entre o aspeto cosmético das feridas aos 6 e 46 meses[6]. Este tipo de pontuação assume que as diferentes características da cicatriz têm a mesma importância (por exemplo, a pontuação para um desvio de cor grosseiro tem a mesma influência que a pontuação para uma distorção grave). Esta ponderação implícita não só contribui para a consistência das pontuações, como também pode reduzir a sensibilidade da avaliação. Isto não quer dizer que estes métodos tenham falhas; de facto, num campo onde não existe um acordo geral sobre o melhor método, e dada a vasta gama de cicatrizes clínicas que foram avaliadas desta forma, são ferramentas altamente funcionais.

CONCLUSÃO:

O nosso estudo mostra que o encerramento em camada única de pequenas lacerações faciais com suturas monofilamentares não absorvíveis conduz a um resultado cosmético satisfatório. Com pequenas alterações na prática, tais como a escolha do material de sutura, o manuseamento correto do tecido e a aproximação correcta dos bordos da ferida, o resultado das lacerações faciais pode ser significativamente melhorado. O resultado cosmético melhora se a ferida for suturada no prazo de 6 horas após a lesão, mas não há efeito do tempo na taxa de infeção e deiscência.

REFERÊNCIAS

1) McCaig LF. National Hospital Ambulatory Medical Care Survey: 2001Emergency Department Summary: Advanced Data from Vital and Health Statistics, No. 335. Hyattsville, Md: Centro Nacional de Estatísticas de Saúde. 2003.

2) Singer AJ, Thode Jr HC. National epidemiology of lacerations (Epidemiologia nacional das lacerações). Ann Emerg Med. 2002;40:541.

3) Singer AJ, Hollander JE, Quinn JV. Avaliação e tratamento de lacerações traumáticas. N Engl J Med 1997;337(16):1142-8.

4) Singer, AJ, Hollander, JE, e Quinn, JV. Avaliação de lacerações traumáticas. N. Engl. J. Med. 1998;338(7):474-6.

5) Wilson JL, MD, Kocurek K, Doty BJ. Uma abordagem sistemática à reparação de laceração. Postgrad Med 2000;107(4):77-88.

6) Singer AJ, Gulla J, Hein M, Marchini S, Chale S, Arora BP. Single-layer versus double-layer closure of facial lacerations: a randomised controlled trial. Plast Reconstr Surg. 2005 Aug;116(2):363-8; discussão 369-70.

7) Kyle D. Parish, Facial soft tissue injuries [em linha], última atualização 10 de julho de 2008 [data de citação, ano], disponível em:URL:http://www.emedicine.com/sports/topic34.

8) Duncan JA, Bond JS, Mason T, Ludlow A, Cridland P, O'Kane S, et al.

Pontuação e classificação na escala visual analógica: um método adequado e sensível para avaliar a qualidade da cicatriz? Plast Reconstr Surg. 2006 Sep 15;118(4):909-18 9) Beam JW. Adesivos de tecido para lacerações traumáticas simples.
J Athl Train. 2008 Abr-Jun,43(2):222-4.

10) Luck RP Luck, Robert F, Dalit E, John S, Ciana H, Johnet G. Cosmetic outcomes of absorbable versus nonabsorbable sutures in paediatric facial lacerations. Pediatr Emerg Care. 2008 Mar; 24:137.

11) Holger JS, Wandersee SC, Hale DB. Cosmetic outcomes of facial lacerations treated with tissue-adhesive, absorbable, and nonabsorbable sutures (Resultados cosméticos de lacerações faciais tratadas com suturas adesivas, absorvíveis e não absorvíveis). Am J Emerg Med. 2004 Jul; 22(4):254-7.

12) Zempskv WT, Parotts D, Grem C, Nichols J. Comparação controlada e aleatória dos resultados cosméticos de lacerações faciais simples fechadas com Steri Strip Skin Closures ou Dermabond tissue adhesive. Pediatr Emerg Care. 2004 Aug; 20(8):519-24.

13) Snell RS. Clinical Anatomy for Medical Students. 6ª ed. Philadelphia: Lippincott Williams & Wilkins; 2000.

14) . Drake RL, Gray H. Gray's atlas of anatomy. 1.ª ed., Philadelphia: Churchill Livingstone; 2008. Filadélfia: Churchill Livingstone; 2008.

15) Drake RL, Vogl W, Mitchell AWM, Gray H. Gray's anatomy for students. 2ª ed. Philadelphia, PA: Churchill Livingstone/Elsevier; 2010.

16) Patel AA, Anatomy of the facial nerve [online], última atualização 18 de março de 2009 [data de citação, ano], disponível em URL:http://www.emedicine.com/clinical

procedures/anatomy

17) Ashcroft GS, Horan MA, Ferguson MW. Os efeitos do envelhecimento na cicatrização de feridas: Immunolocalisation of growth factors and their receptors in a mouse slice model. J Anat. 1997 Apr;190 (Pt 3):351-65.

18) Romo T, Pearson JM, Yalamanchili H, Zoumalan RA, Wound Healing, Skin [online] última atualização em 18 de fevereiro de 2008 [data citada, ano], disponível em URL:http://www.emedicine.com/otolaryngeology and facial plastic surgery/wound healing and care

19) Li J, Chen J, Kirsner R. Pathophysiology of acute wound healing. Clin Dermatol. 2007 Jan-Fev;25(1):9-18.

20) Wicke C, Schilling D, Feyerabend S, Konigsrainer A, Stenzl A. [Fisiopatologia da cicatrização de feridas e estratégias de tratamento actuais num contexto urológico]. Urologist A. 2007 Dec;46(12):1721-32; quiz 33-4.

21) Rosenberg LZ, de la Torre JI, Wound Healing, Growth Factors [online] Last Updated Feb 17, 2006 [cited date, year], disponível em URL:http://www.emedicine.com/otolaryngeology and facial plastic surgery/wound healing and care.

22) Fu X, Cheng B, Sheng Z. [Factores de crescimento e cicatrização de feridas: revisão e perspectivas dos últimos dez anos]. Zhongguo Xiu Fu Chong Jian Wai Ke Za Zhi. 2004 Nov;18(6):508-12.

23) Barrientos S, Stojadinovic O, Golinko MS, Brem H, Tomic-Canic M. Growth factors and cytokines in wound healing. Wound Repair Regen. 2008 Set-Out;16(5):585-601.

24) Mercandetti M, Cohen AJ, Wound Healing, Healing and Repair [online] última atualização: 27 de março de 2008 [data de publicação, ano], disponível em URL:http://www.emedicine.com/ plastic surgery/wound healing

25) de la Torre IJ, Wound Healing, Chronic Wounds [online] Última atualização em 26 de maio   de 2006 [data de citação, ano], disponível em URL:http://www.emedicine.com/ Cirurgia plástica/cicatrização de feridas

26) Li J, Chen J, Kirsner R. Pathophysiology of acute wound healing. Clin Dermatol. 2007 Jan-Fev;25(1):9-18.

27) Noli C, Miolo A. O mastócito na cicatrização de feridas. Vet Dermatol. 2001 Dec;12(6):303-13.

28) Shiota N, Nishikori Y, Kakizoe E, Shimoura K, Niibayashi T, Shimbori C, et al. Papel fisiopatológico dos mastócitos da pele na cicatrização de feridas após lesão por escaldão: estudo com ratinhos W/W(V) deficientes em mastócitos. Int Arch Allergy Immunol. 2010;151(1):80-8.

29) Schmidt BZ, Colten HR. Complement: a critical test of its biological significance. Immunol Rev. 2000 Dec;178:166-76.

30) Fu X, Cheng B, Sheng Z. [Factores de crescimento e cicatrização de feridas: revisão e perspectivas dos últimos dez anos]. Zhongguo Xiu Fu Chong Jian Wai Ke Za Zhi. 2004 Nov;18(6):508-12.

31) Barrientos S, Stojadinovic O, Golinko MS, Brem H, Tomic-Canic M. Growth factors and cytokines in wound healing. Wound Repair Regen. 2008 Set-Out;16(5):585-601.

32) Broughton G, 2º, Janis JE, Attinger CE. A ciência básica da cicatrização de feridas. Plastic & Reconstructive Surgery. [Revisão]. 2006 Jun;117(7 Suppl):12S-34S

33) Diegelmann RF, Evans MC. Wound healing: a review of acute, fibrotic and delayed healing. Front Biosci. 2004 Jan 1;9:283-9.

34) Hunt TK, Hopf H, Hussain Z. Physiology of wound healing (Fisiologia da cicatrização de feridas). Avanços no tratamento da pele e das feridas. [Financiamento da investigação, governo não americano
Revisão]. 2000 maio-Jun;13(2 Suppl):6-11.

35) Robles DT, Berg D. Cicatrização anormal de feridas: quelóides. Clin Dermatol. 2007 Jan-Fev;25(1):26-32.

36) Teller P, White TK. A fisiologia da cicatrização de feridas: lesão por maturação. Surgical Clinics of North America. [Revisão]. 2009 Jun;89(3):599- 610.

37) Atkinson JA, McKenna KT, Barnett AG, McGrath DJ, Rudd M. Um ensaio aleatório controlado para determinar a eficácia da fita de papel na prevenção da cicatrização hipertrófica em incisões cirúrgicas que cruzam as linhas de tensão da pele de Langer. Plast Reconstr Surg. 2005 Nov;116(6):1648-56; discussão 57-8.

38) Wicke C, Schilling D, Feyerabend S, Konigsrainer A, Stenzl A. [Fisiopatologia da cicatrização de feridas e estratégias de tratamento actuais num contexto urológico]. Urologist A. 2007 Dec;46(12):1721-32; quiz 33-4.

39) Slemp AE, Kirschner RE. Keloids and scars: a review of keloids and scars, their pathogenesis, risk factors, and treatment. Curr Opin Pediatr. 2006 Aug;18(4):396-402.

40) Thomsen TW, Barclay DA, Setnik GS. Vídeos em medicina clínica. Reparação básica de laceração. N Engl J Med. 2006 Oct 26;355(17):e18.

41) Hollander JF, Singer AJ. Tratamento de lacerações. Ann Emerg Med. 1999 Sep;34(3):356-67.

42) Brown DJ, Jaffe JE, Henson JK. Advanced management of lacerations (Gestão avançada de lacerações). Emerg Med Clin North Am. 2007 Feb;25(1):83-99

43) Trott AT. Feridas e lacerações: Emergency care and closure. 3ª ed. Philadelphia: Elsevier, 2005.

44) Tintinalli JE, Ruiz E, Krome RL, eds. Emergency Medicine: A Comprehensive Study Guide (Medicina de Emergência: Um Guia de Estudo Abrangente). 4a ed. Nova Iorque: McGraw-Hill, 1996

45) Baren JM. Paediatric emergency medicine. Filadélfia, Pa. ; Edimburgo: Elsevier Saunders; 2008.

46) Achauer BM, Eriksson E, Vander Kolk C, Coleman JJ, Russell RC, Guyuron B. Plastic Surgery Techniques, Plastic surgery : indications, operations, and outcomes. St Louis: Mosby; 2000; 147-167

47) Thorne C, Grabb WC, Smith JW, Techniques and principles in Plastic Surgery, Grabb and Smith's plastic surgery. 6th ed. Philadelphia: Wolters Kluwer Health/Lippincott Williams & Wilkins; 2007; 3-14

48) Usatine RP, Moy RL, Tobinick EL, et al. Cirurgia da pele: um guia prático. St Louis: Mosby, 1998

49) Bennett RG. Seleção de materiais de encerramento de feridas. J Am Acad Dermatol. [Apoio à investigação, revisão não governamental dos EUA]. 1988 Abr;18(4 Pt 1):619-37.

50) Wilson JL, Kocurek K, Doty BJ. Uma abordagem sistemática à reparação de laceração. Truques para alcançar o resultado cosmético desejado. Postgrad Med [Revisão]. 2000 Apr;107(4):77-83.

51) Semer NB, Facial laceration, Practical plastic surgery for non-surgeons. Illustrated Michigan: Hanley & Belfus, 2001;145-159

52) Karounis H, Gouin S, Eisman H, Chalut D, Pelletier H, Williams B. Um ensaio aleatório controlado que compara os resultados cosméticos a longo prazo de lacerações pediátricas traumáticas tratadas com suturas absorvíveis de intestino liso versus suturas não absorvíveis de nylon. Acad Emerg Med. 2004 Jul;11(7):730-5.

53) Davitt MM, Byrne KM, Nerve Block, Infraorbital, [online] última atualização em 16 de maio de 2008[data e ano de citação], disponível em URL:http://www.emedicine.com/ clinical procedures/anesthetic and analgesic techniques.

54) Chelly JE, Peripheral Nerve Blocks: A Colour Atlas, 2ª edição. Filadélfia: Lippincott Williams & Wilkins, 2003.

55) Hollander JE, Richman PB, Werblud M, Miller T, Huggler J, Singer AJ, Irrigação em lacerações faciais e do couro cabeludo: altera o resultado? Ann Emerg Med. 1998 Jan;31(1):73-7.

56) Holger JS, Wandersee SC, Hale DB. Cosmetic outcomes of facial lacerations treated with tissue-adhesive, absorbable, and nonabsorbable sutures (Resultados cosméticos de lacerações faciais tratadas com suturas adesivas, absorvíveis e não absorvíveis). Am J Emerg Med. 2004 Jul;22(4):254-7.

57) Farion KJ, Osmond MH, Hartling L, Russell KF, Klassen TP, Crumley E, et al. Tissue adhesives for traumatic lacerations: a systematic review of randomised controlled trials. Academic Emergency Medicine. [Apoio à Investigação, Revisão Não Governamental dos EUA]. 2003 Feb;10(2):110-8.

58) Farion K, Osmond MH, Hartling L, Russell K, Klassen T, Crumley E, et al. Tissue adhesives for traumatic lacerations in children and adults. Cochrane Database Syst Rev [Revisão]. 2002(3):CD003326.

59) Omovie EE, Shepherd JP, Avaliação da reparação de lacerações faciais. Jornal britânico de cirurgia oral e maxilofacial. 1997 (35): 237-240

60) . Allonby-Neve CL, Okereke CD. Gestão atual das feridas faciais nos departamentos de acidentes e emergências do Reino Unido. Ann R Coll Surg Engl. 2006 Mar;88(2):144-50.

61) Leach J. Gestão correcta dos tecidos moles na fase aguda. Facial Plast Surg. 2001 Nov;17(4):227-38.

62) Hussain K. Management of facial soft tissue wounds. Br J Oral Maxillofac Surg. 1995 Aug;33(4):265-6.

63) Key SJ, Thomas DW, Shepherd JP. O tratamento das feridas dos tecidos moles faciais. Br J Oral Maxillofac Surg. 1995 Abr;33(2):76-85.

64) Vercelli S, Ferriero G, Sartorio F, Stissi V, Franchignoni F. Como são avaliadas as

cicatrizes pós-operatórias: uma revisão das medidas de resultados. Disabil Rehabil. [Revisão].
2009;31(25):2055-63

65)	Draaijers LJ, Tempelman FR, Botman YA, Kreis RW, Middelkoop E, van Zuijlen PP. Colour assessment of scars: tristimulus colourimeter, simple narrow-band reflectance meter or subjective assessment? Burns. 2004 Mar;30(2):103- 7.

66)	Brockes JP, Kumar A, Velloso CP. Regeneration as an evolutionary variable. *J Anat* 2001; 199(Pt 1-2): 3-11

67)	Ashcroft GS, Horan MA, Ferguson MW. O envelhecimento altera os perfis das moléculas de adesão das células inflamatórias e endoteliais na cicatrização de feridas na pele humana. Lab Invest. 1998 Jan;78(1):47-58.

68)	Bayat A, McGrouther DA, Ferguson MW. Cicatrização da pele. BMJ. 2003 Jan 11;326(7380):88-92.

69)	Van Loey NE, Bremer M, Faber AW, Middelkoop E, Nieuwenhuis MK. Comichão após queimaduras: Epidemiologia e factores de previsão. Br J Dermatol. 2008 Jan;158(1):95-100.

70)	van de Kar AL, Corion LUM, Smeulders MJC, Draaijers LJ, van der Horst CM, van Zuijlen PP. Avaliação fiável e viável de cicatrizes lineares com a escala de classificação de cicatrizes para pacientes e observadores. Plast Reconstr Surg 2005;116: 514-522.

71)	Truong PT, Abuousi F, Yong CM, Hayashi A, Runkel JA, Phillips T, et al. Avaliação normalizada das cicatrizes cirúrgicas no cancro da mama utilizando a Vancouver Scar Scale, o Short-Form McGill Pain Questionnaire e a perspetiva do doente. Plastic & Reconstructive Surgery. [Estudos de avaliação Apoio à investigação, não governamental]. 2005 Oct;116(5):1291-9.

72)	Ferguson MW, Whitby DJ, Shah M, Armstrong J, Siebert JW, Longaker MT. Scarring: the spectrum of wound healing in foetuses and adults (Cicatrização: o espetro da cicatrização de feridas em fetos e adultos). Plast Reconstr Surg. 1996 Abr;97(4):854-60.

73)	Beausang E, Floyd H, Dunn KW, Orton CI, Ferguson MW. Uma nova escala quantitativa para a avaliação de cicatrizes clínicas. Plast Reconstr Surg. 1998 Nov;102(6):1954-61.

74)	. Baryza MJ, Baryza GA. The Vancouver scar scale: an administrative tool and its interrater reliability. J Burn Care Rehabil. 1995 Set-Out;16(5):535- 8

75)	Rennekampff HO, Rabbels J, Reinhard V, Becker ST, Schaller HE. Comparação da Escala de Cicatrizes de Vancouver com o Cutómetro na avaliação de feridas de zonas dadoras tratadas com diferentes pensos num ensaio aleatório. J Burn Care Res. 2006 maio-Jun;27(3):345-51.

76)	Rennekampff HO, Rabbels J, Reinhard V, Becker ST, Schaller HE. Comparação da Escala de Cicatrizes de Vancouver com o Cutómetro na avaliação de feridas de zonas dadoras tratadas com diferentes pensos num ensaio aleatório. J Burn
Care Res. 2006 maio-Jun;27(3):345-51.

77)	Draaijers LJ, Tempelman FR, Botman YA, Tuinebreijer WE, Middelkoop E, Kreis RW, et al. A escala de avaliação de cicatrizes do paciente e do observador: uma ferramenta fiável e viável para a avaliação de cicatrizes. Plast Reconstr Surg. 2004

Jun;113(7):1960-5; Discussão 6-7.
78)   Stavrou D, Haik J, Weissman O, Goldan O, Tessone A, Winkler E. Patient and observer scar assessment scale: how good is it? J Wound Care. 2009 Apr;18(4):171-6.
79)   Truong PT, Lee JC, Soer B, Gaul CA, Olivotto IA. Reliability and validity testing of the Patient and Observer Scar Assessment Scale in evaluating linear scars after breast cancer surgery. Plast Reconstr Surg. 2007 Feb;119(2):487-94.

80)   van de Kar AL, Corion LU, Smeulders MJ, Draaijers LJ, van der Horst CM, van Zuijlen PP. Avaliação fiável e viável de cicatrizes lineares com a Patient and Observer Scar Assessment Scale. Plast Reconstr Surg. 2005 Ago;116(2):514-22.

Índice

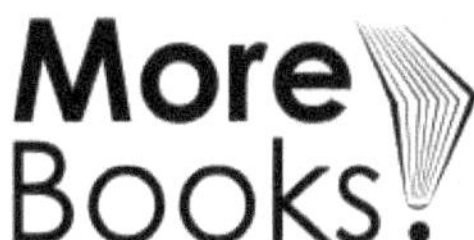

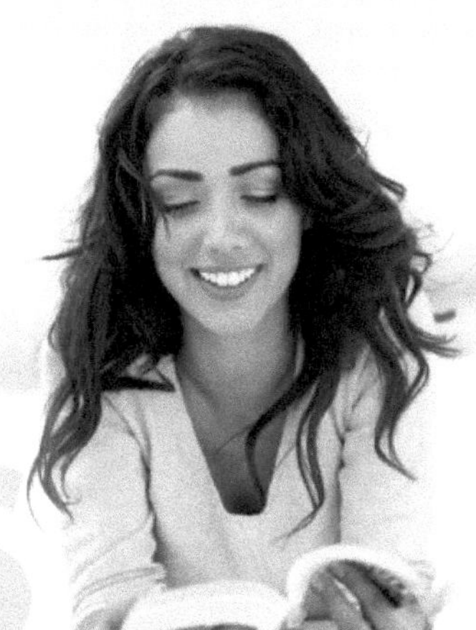

I want morebooks!

Buy your books fast and straightforward online - at one of world's fastest growing online book stores! Environmentally sound due to Print-on-Demand technologies.

Buy your books online at
www.morebooks.shop

Compre os seus livros mais rápido e diretamente na internet, em uma das livrarias on-line com o maior crescimento no mundo! Produção que protege o meio ambiente através das tecnologias de impressão sob demanda.

Compre os seus livros on-line em
www.morebooks.shop

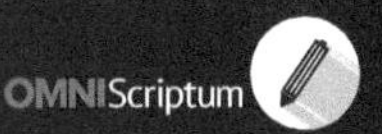

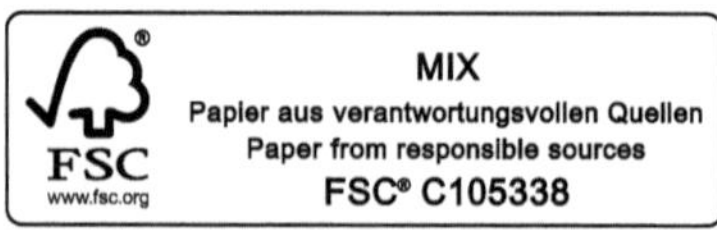

Printed by Books on Demand GmbH, Norderstedt / Germany